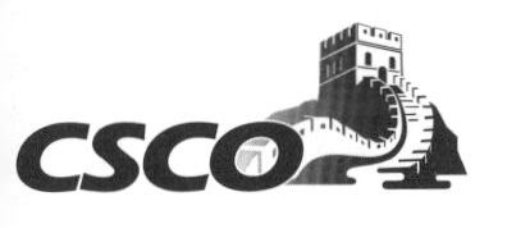

中国临床肿瘤学会（CSCO）
前列腺癌诊疗指南
2023

GUIDELINES OF CHINESE SOCIETY OF CLINICAL ONCOLOGY (CSCO)

PROSTATE CANCER

中国临床肿瘤学会指南工作委员会　组织编写

人民卫生出版社
·北　京·

图书在版编目（CIP）数据

中国临床肿瘤学会（CSCO）前列腺癌诊疗指南 . 2023 / 中国临床肿瘤学会指南工作委员会组织编写. —北京：人民卫生出版社，2023.8

ISBN 978-7-117-35123-2

Ⅰ. ①中…　Ⅱ. ①中…　Ⅲ. ①前列腺疾病 — 癌 — 诊疗 — 指南　Ⅳ. ①R737.25-62

中国国家版本馆 CIP 数据核字（2023）第 140378 号

中国临床肿瘤学会（CSCO）前列腺癌诊疗指南 2023
Zhongguo Linchuang Zhongliu Xuehui（CSCO）Qianliexian Ai Zhenliao Zhinan 2023

组织编写：中国临床肿瘤学会指南工作委员会
出版发行：人民卫生出版社（中继线 010-59780011）
地　　址：北京市朝阳区潘家园南里 19 号
邮　　编：100021
E - mail：pmph @ pmph.com
购书热线：010-59787592　010-59787584　010-65264830
印　　刷：廊坊一二〇六印刷厂
经　　销：新华书店
开　　本：787 × 1092　1/32　印张：6
字　　数：161 千字
版　　次：2023 年 8 月第 1 版
印　　次：2023 年 8 月第 1 次印刷
标准书号：ISBN 978-7-117-35123-2
定　　价：52.00 元
打击盗版举报电话：010-59787491　E-mail：WQ @ pmph.com
质量问题联系电话：010-59787234　E-mail：zhiliang @ pmph.com
数字融合服务电话：4001118166　E-mail：zengzhi @ pmph.com

中国临床肿瘤学会指南工作委员会

组　长　徐瑞华　　李　进

副组长　（以姓氏汉语拼音为序）

程　颖　　樊　嘉　　郭　军　　江泽飞　　梁　军

梁后杰　　马　军　　秦叔逵　　王　洁　　吴令英

吴一龙　　殷咏梅　　于金明　　朱　军

中国临床肿瘤学会（CSCO）

前列腺癌诊疗指南

2023

组　　长　叶定伟

副 组 长　郭　军　何志嵩　齐　隽　史本康　魏　强　谢晓冬　周芳坚

秘　　书　朱　耀

专家组成员（以姓氏汉语拼音为序）

边家盛　山东省肿瘤医院泌尿外科
陈　辉　哈尔滨医科大学附属肿瘤医院泌尿外科
陈　铌　四川大学华西医院病理科
陈　鹏　新疆医科大学附属肿瘤医院泌尿外科
陈　伟　温州医科大学附属第一医院泌尿外科
陈惠庆　山西省肿瘤医院泌尿外科
陈立军　中国人民解放军总医院第五医学中心南院区泌尿外科
崔殿生　湖北省肿瘤医院泌尿外科

丁德刚　河南省人民医院泌尿外科
董柏君　上海交通大学医学院附属仁济医院泌尿外科
付　成　辽宁省肿瘤医院泌尿外科
甘华磊　复旦大学附属肿瘤医院病理科
苟　欣　重庆医科大学附属第一医院泌尿外科
郭　军　北京大学肿瘤医院泌尿肿瘤内科
郭宏骞　南京鼓楼医院泌尿外科
郭剑明　复旦大学附属中山医院泌尿外科
韩从辉　徐州市中心医院泌尿外科
韩惟青　湖南省肿瘤医院泌尿外科
何朝宏　河南省肿瘤医院泌尿外科
何立儒　中山大学肿瘤防治中心放疗科
何志嵩　北京大学第一医院泌尿外科
贺大林　西安交通大学第一附属医院泌尿外科

胡　滨　辽宁省肿瘤医院泌尿外科
胡四龙　复旦大学附属肿瘤医院核医学科
胡志全　华中科技大学同济医学院附属同济医院泌尿外科
贾　勇　青岛市市立医院（东院）泌尿外科
贾瑞鹏　南京市第一医院泌尿外科
姜昊文　复旦大学附属华山医院泌尿外科
姜先洲　山东大学齐鲁医院泌尿外科
蒋军辉　宁波市第一医院泌尿外科
金百冶　浙江大学医学院附属第一医院泌尿外科
居正华　福建省肿瘤医院泌尿外科
李　珲　北京大学国际医院泌尿外科
李　军　甘肃省肿瘤医院泌尿外科
李　鑫　包头市肿瘤医院泌尿外科
李长岭　中国医学科学院肿瘤医院泌尿外科

李洪振　北京大学第一医院放射治疗科
李宁忱　北京大学首钢医院吴阶平泌尿外科中心
廖　洪　四川省肿瘤医院泌尿外科
刘　畅　复旦大学附属肿瘤医院核医学科
刘　承　上海市第一人民医院泌尿外科
刘　南　重庆市肿瘤医院泌尿外科
刘庆勇　山东省千佛山医院泌尿外科
刘世雄　台州市中心医院泌尿外科
卢建林　苏州科技城医院（南京大学医学院附属苏州医院）泌尿外科
鹿占鹏　济宁市第一人民医院泌尿外科
吕家驹　山东省立医院泌尿外科
马　琪　宁波市第一医院泌尿外科
马学军　复旦大学附属肿瘤医院放射治疗科
蒙清贵　广西医科大学附属肿瘤医院泌尿外科

齐　隽　上海交通大学医学院附属新华医院泌尿外科
秦晓健　复旦大学附属肿瘤医院泌尿外科
史本康　山东大学齐鲁医院泌尿外科
史艳侠　中山大学肿瘤防治中心内科
孙忠全　复旦大学附属华东医院泌尿外科
涂新华　江西省肿瘤医院泌尿外科
王　田　北京大学国际医院泌尿外科
王海涛　天津医科大学第二医院肿瘤科
王红霞　上海市第一人民医院肿瘤科
王军起　徐州医科大学附属医院泌尿外科
王奇峰　复旦大学附属肿瘤医院病理科
王启林　云南省肿瘤医院泌尿外科
王小林　南通市肿瘤医院泌尿外科
王增军　江苏省人民医院泌尿外科

魏　强　　四川大学华西医院泌尿外科
魏少忠　　湖北省肿瘤医院泌尿外科
翁志梁　　温州医科大学附属第一医院泌尿外科
肖　峻　　中国科学技术大学附属第一医院泌尿外科
肖克峰　　深圳市人民医院泌尿外科
谢晓冬　　中国人民解放军北部战区总医院肿瘤科
邢金春　　厦门大学附属第一医院泌尿外科
徐仁芳　　常州市第一人民医院泌尿外科
徐卓群　　无锡市人民医院泌尿外科
许　青　　上海市第十人民医院肿瘤内科
薛　蔚　　上海交通大学医学院附属仁济医院泌尿外科
薛波新　　苏州大学附属第二医院泌尿外科
薛学义　　福建医科大学附属第一医院泌尿外科
杨　勇　　北京大学肿瘤医院泌尿外科

姚　欣　天津市肿瘤医院泌尿外科
姚伟强　复旦大学附属肿瘤医院放射治疗科
姚旭东　上海市第十人民医院泌尿外科
叶定伟　复旦大学附属肿瘤医院泌尿外科
于志坚　杭州市第一人民医院泌尿外科
俞洪元　浙江省台州医院泌尿外科
曾　浩　四川大学华西医院泌尿外科
张　盛　复旦大学附属肿瘤医院肿瘤内科
张爱莉　河北医科大学第四医院泌尿外科
张桂铭　青岛大学附属医院泌尿外科
张奇夫　吉林省肿瘤医院泌尿外科
周芳坚　中山大学肿瘤防治中心泌尿外科
周良平　复旦大学附属肿瘤医院放射诊断科
朱　刚　北京和睦家医院泌尿外科

朱　耀　　复旦大学附属肿瘤医院泌尿外科
朱绍兴　　福建医科大学附属协和医院泌尿外科
朱伟智　　宁波市鄞州第二医院泌尿外科
邹　青　　江苏省肿瘤医院泌尿外科

执笔专家组成员（以姓氏汉语拼音为序）

卞晓洁　　复旦大学附属肿瘤医院泌尿外科
陈守臻　　山东大学齐鲁医院泌尿外科
范　宇　　北京大学第一医院泌尿外科
郭　放　　中国人民解放军北部战区总医院肿瘤科
何立儒　　中山大学肿瘤防治中心放疗科
李永红　　中山大学肿瘤防治中心泌尿外科
刘海龙　　上海交通大学医学院附属新华医院泌尿外科
盛锡楠　　北京大学肿瘤医院泌尿肿瘤内科

许　华　　复旦大学附属肿瘤医院泌尿外科
曾　浩　　四川大学华西医院泌尿外科
朱　耀　　复旦大学附属肿瘤医院泌尿外科

前言

基于循证医学证据、兼顾诊疗产品的可及性、吸收精准医学新进展，制定中国常见肿瘤的诊断和治疗指南，是中国临床肿瘤学会（CSCO）的基本任务之一。近年来，临床诊疗指南的制定出现新的趋向，即基于诊疗资源的可及性，这尤其适合于发展中国家，以及地区差异性显著的国家和地区。中国是幅员辽阔、地区经济和学术发展不平衡的发展中国家，CSCO 指南需要兼顾地区发展差异、药物和诊疗手段的可及性及肿瘤治疗的社会价值三个方面。因此，CSCO 指南的制定，要求每一个临床问题的诊疗意见根据循证医学证据和专家共识度形成证据类别，同时结合产品的可及性和效价比形成推荐等级。证据类别高、可及性好的方案，作为Ⅰ级推荐；证据类别较高、专家共识度稍低，或可及性较差的方案，作为Ⅱ级推荐；临床实用，但证据类别不高的，作为Ⅲ级推荐。CSCO 指南主要基于国内外临床研究成果和 CSCO 专家意见，确定推荐等级，以便于大家在临床实践中参考使用。CSCO 指南工作委员会相信，基于证据、兼顾可及、结合意见的指南，更适合我国的临床实际。我们期待得到大家宝贵的反馈意见，并将在指南更新时认真考虑、积极采纳合理建议，保持 CSCO 指南的科学性、公正性和时效性。

中国临床肿瘤学会指南工作委员会

目录

CSCO 诊疗指南证据类别

证据特征			CSCO 专家共识度
类别	水平	来源	
1A	高	严谨的 meta 分析、大型随机对照研究	一致共识 (支持意见 ≥ 80%)
1B	高	严谨的 meta 分析、大型随机对照研究	基本一致共识 (支持意见 60%~<80%)
2A	稍低	一般质量的 meta 分析、小型随机对照研究、设计良好的大型回顾性研究、病例 - 对照研究	一致共识 (支持意见 ≥ 80%)
2B	稍低	一般质量的 meta 分析、小型随机对照研究、设计良好的大型回顾性研究、病例 - 对照研究	基本一致共识 (支持意见 60%~<80%)
3	低	非对照的单臂临床研究、病例报告、专家观点	无共识，且争议大 (支持意见 <60%)

CSCO 诊疗指南推荐等级

推荐等级	标准
Ⅰ级推荐	**1A 类证据和部分 2A 类证据** CSCO 指南将 1A 类证据，以及部分专家共识度高且在中国可及性好的 2A 类证据，作为Ⅰ级推荐。具体为：适应证明确、可及性好、肿瘤治疗价值稳定，纳入《国家基本医疗保险、工伤保险和生育保险药品目录》的诊治措施
Ⅱ级推荐	**1B 类证据和部分 2A 类证据** CSCO 指南将 1B 类证据，以及部分在中国可及性欠佳，但专家共识度较高的 2A 类证据，作为Ⅱ级推荐。具体为：国内外随机对照研究，提供高级别证据，但可及性差或者效价比不高；对于临床获益明显但价格较贵的措施，考虑患者可能获益，也可作为Ⅱ级推荐
Ⅲ级推荐	**2B 类证据和 3 类证据** 对于某些临床上习惯使用，或有探索价值的诊治措施，虽然循证医学证据相对不足，但专家组意见认为可以接受的，作为Ⅲ级推荐

CSCO 前列腺癌诊疗指南 2023

更新要点

3 前列腺癌的诊断

3.2 前列腺癌的检查方法：Ⅱ级推荐将“前列腺健康指数”证据级别调整至 1B 类

4 前列腺癌基因检测和液体活检

提供遗传咨询的患者类型：Ⅰ级推荐增加“腺泡腺癌合并筛孔结构改变”

5 局限性前列腺癌的治疗

5.2 局限性前列腺癌的风险分层

极低危临床 / 病理特征增加“单针肿瘤所占比例 ≤ 50%”

5.4 低危局限性前列腺癌的治疗

①可选方案修改为“根治术后辅助治疗 *”，增加脚注“*：辅助治疗是指术后 PSA ≤ 0.1ng/ml 情况下选择的后续治疗方案，如果术后 PSA > 0.1ng/ml 需要进入挽救性治疗。”

②根治术后辅助治疗Ⅰ级推荐中，修改为“观察随访（术后，无淋巴结转移）（1A 类）#”，增加脚注“#：可随访 PSA，如果 PSA > 0.1ng/ml，考虑早期挽救性治疗”。

5.5 中危局限性前列腺癌的治疗

①初始治疗Ⅱ级推荐中，修改为“EBRT 联合近距离放疗 ± 同期 4-6 个月 ADT（1B 类）”

②治疗方案修改为“根治术后辅助治疗”

③根治术后辅助治疗Ⅰ级推荐中，删除“随访（术后无不良预后特征且无淋巴结转移）（1A 类）”

④根治术后辅助治疗Ⅱ级推荐中，修改为“随访（术后无淋巴结转移）（1B 类）&”，增加脚注“&：在仔细评估不良预后特征的前提下，可考虑随访 PSA，如果 PSA>0.1ng/ml，考虑早期挽救性治疗”

5.6 高危和极高危局限性前列腺癌的治疗

①初始治疗Ⅱ级推荐中，删除“EBRT+ADT（2 年）+ 多西他赛（极高危）（2A 类）”

②初始治疗中，将“EBRT+ADT（2 年）+ 阿比特龙（极高危）（2B 类）”从Ⅲ级推荐调整为Ⅱ级推荐

③治疗方案修改为“根治术后辅助治疗”

④根治术后辅助治疗Ⅱ级推荐中，修改为“观察随访（无淋巴结转移）（1B 类）∮”，增加脚注“∮：在仔细评估不良预后特征的前提下，可考虑随访 PSA，如果 PSA>0.1ng/ml，考虑早期挽救性治疗”

6 前列腺癌治愈性治疗后复发的诊疗

6.1 前列腺癌根治术后复发的治疗：适合局部治疗

针对生化复发 / 局部复发Ⅱ级推荐中，增加“ADT+ 恩扎卢胺（2A 类）”

6.2 前列腺癌根治性放疗后复发的治疗：不适合局部治疗

Ⅱ级推荐中，增加“ADT+ 恩扎卢胺（2A 类）”

7 转移性激素敏感性前列腺癌的诊疗

7.2 转移性激素敏感性前列腺癌的治疗选择

①低瘤负荷转移性激素敏感性前列腺癌的治疗选择：Ⅱ级推荐中，删除“ADT+ 多西他赛 ± 泼尼松（1B 类）”

②高瘤负荷转移性激素敏感性前列腺癌的治疗选择：将“ADT+ 阿比特龙 + 多西他赛（1A 类）”从Ⅰ级推荐调整至Ⅱ级推荐

8　去势抵抗性前列腺癌的诊疗

8.2.2　转移性去势抵抗性前列腺癌的治疗

①既往未经新型内分泌治疗和化疗、既往新型内分泌治疗失败且未经化疗、既往多西他赛化疗失败且未经新型内分泌治疗Ⅰ级推荐和既往新型内分泌治疗和多西他赛化疗失败Ⅱ级推荐中，修改为“镭 -223（骨转移患者）”

②既往未经新型内分泌治疗和化疗，Ⅱ级推荐中，增加“他拉唑帕利 + 恩扎卢胺（1B 类）”“尼拉帕利 + 阿比特龙（BRCA 突变）（1B 类）”

③既往未经新型内分泌治疗和化疗，Ⅲ级推荐中，增加“阿帕他胺（3 类）”“达罗他胺（3 类）”；删除“其他二线内分泌治疗（3 类）”

④既往新型内分泌治疗失败且未经化疗、既往多西他赛化疗失败且未经新型内分泌治疗、既往新型内分泌治疗和多西他赛化疗失败Ⅰ级推荐中，修改为“奥拉帕利（HRR 突变）”

⑤既往多西他赛化疗失败且未经新型内分泌治疗，Ⅱ级推荐中，将“奥拉帕利 + 阿比特龙”证据级别调整至 2B 类

⑥既往新型内分泌治疗和多西他赛化疗失败，Ⅱ级推荐中，将“^{177}Lu-PSMA-617+SOC”证据级别调整为 1A 类

⑦既往新型内分泌治疗和多西他赛化疗失败，Ⅲ级推荐中，增加“镭 -223+ 恩扎卢胺（3 类）”

预防及治疗骨相关事件：

骨改良药物，增加“因卡膦酸二钠”

9　前列腺特定亚型的诊疗

① IDC-P 诊断病理特征，修改为“导管腺泡系统的扩张性上皮增生；跨腔生长实性、筛状和 / 或筛状结构；带扩大的多形性核的松散的筛网状或微乳头状结构”

② NEPC 初次诊断，原发性 NEPC 组织学类型，修改为“小细胞神经内分泌癌；大细胞神经内分泌癌；混合型神经内分泌肿瘤”

③ NEPC 初次诊断，t-NEPC 组织学类型，修改为“可见小细胞 / 大细胞 / 混合型”

1　前列腺癌的 MDT 诊疗模式[a]

内容	Ⅰ级推荐	Ⅱ级推荐	Ⅲ级推荐
MDT 学科组成	泌尿外科 肿瘤内科 放射治疗科 放射诊断科 病理科 核医学科 专业护理团队	超声诊断科 分子诊断科 遗传咨询科 疼痛科 骨科	营养科 介入科 普通内科 其他外科
MDT 成员要求	本学科从事泌尿生殖肿瘤诊治的高年资主治医师及以上 本学科从事泌尿生殖肿瘤诊治的专业护理人员	副主任医师以上资格，在本单位开设泌尿生殖肿瘤专家门诊或以上级别	

前列腺癌的 MDT 诊疗模式（续）

内容	Ⅰ级推荐	Ⅱ级推荐	Ⅲ级推荐
MDT 讨论内容	需要多学科参与诊治的患者 合并症和/或并发症多的患者 病情复杂、疑难的患者 参加临床试验的患者[b]	尚未确诊，但可能有获益于早期诊断程序的患者 确诊并考虑进行治疗计划的患者 初始治疗后随访中，但需要讨论进一步医疗方案的患者 治疗中或治疗后的随访病例	医师和/或患者认为有必要进行 MDT 讨论的病例
MDT 日常活动	固定学科/固定专家 固定时间（建议每 1~4 周 1 次） 固定场所 固定设备（会诊室、投影仪等）	按需举行 互联网平台或基于智能手机的应用软件[c]	

【注释】

a 前列腺癌诊疗应重视MDT的开展。推荐有条件的单位尽可能多地开展前列腺癌MDT，旨在为前列腺癌患者提供全流程的医疗决策和健康管理方案，包括早期诊断、对各疾病阶段制订治疗计划、随访、预防和管理诊疗相关的并发症，最终改善患者生存、预后和生活质量[1-2]。国内一项纳入了422例晚期转移性去势抵抗性前列腺癌（mCRPC）患者的回顾性研究表明[3]，定期进行MDT讨论相较于无MDT的患者，其OS中位数更长（39.7个月 vs. 27.0个月，HR=0.549，P=0.001）；国内另一项纳入269例转移性肾细胞癌（mRCC）患者的回顾性研究表明[4]，定期进行MDT讨论相较于无MDT患者，其OS更长（73.7个月 vs. 33.2个月，HR=0.423，P<0.001）。因此定期的MDT讨论对mCRPC等肿瘤患者的管理是有价值的。

b 临床试验有可能带给患者更好的获益，应鼓励前列腺癌患者参加临床试验[5]。

c 基于网络的远程医疗也可以向患者提供治疗意见[6-7]。

参考文献

[1] EL SAGHIR NS, CHARARA RN, KREIDIEH FY, et al. Global Practice and efficiency of multidisciplinary tumor boards: Results of an American Society of Clinical Oncology International Survey. J Glob Oncol, 2015, 1 (2): 57-64.

[2] 中国抗癌协会泌尿男生殖系统肿瘤专业委员会，中国肿瘤医院泌尿肿瘤协作组. 泌尿男生殖系统肿瘤多学科团队综合诊治组织与实施规范中国专家共识. 中国癌症杂志，2017, 27 (11): 917-920.

[3] ZHU S, CHEN J, NI Y, et al. Dynamic multidisciplinary team discussions can improve the prognosis of metastatic

castration-resistant prostate cancer patients. Prostate, 2021, 81 (11): 721-727.
[4] ZENG Y, ZHU S, WANG Z, et al. Multidisciplinary team (MDT) discussion improves overall survival outcomes for metastatic renal cell carcinoma patients. J Multidiscip Healthc, 2023, 16: 503-513.
[5] KNEPPER TC, MCLEOD HL. When will clinical trials finally reflect diversity？ . Nature, 2018, 557 (7704): 157-159.
[6] ZHU Y, MO M, WEI Y, et al. Epidemiology and genomics of prostate cancer in Asian men. Nat Rev Urol, 2021, 18 (5): 282-301.
[7] SIRINTRAPUN SJ, LOPEZ AM. Telemedicine in cancer care. Am Soc Clin Oncol Educ Book, 2018, 38: 540-545.

2　前列腺癌的筛查[a]

在对男性人群进行前列腺特异性抗原（PSA）筛查前，应告知PSA检测的潜在风险和获益[b]。

	Ⅰ级推荐	Ⅱ级推荐	Ⅲ级推荐
筛查对象	年龄>50岁的男性（1A类） 年龄>45岁且有前列腺癌家族史的男性（1A类） 携带*BRCA2*基因突变且>40岁的男性[c]（1A类）	提前告知风险获益且预期寿命至少10年的男性（1B类）	携带*MSH2*、*PALB2*或*ATM*突变且>40岁的男性[d]（2B类）
筛查间隔		基于初次PSA筛查结果： 40岁以前PSA>1ng/ml的男性建议每2年随访PSA（1B类） 60岁以前PSA>2ng/ml的男性建议每2年随访PSA，>60岁且PSA>2ng/ml的男性可每1~2年随访PSA（1B类）	

【注释】

a 筛查指对处于前列腺癌风险的无症状男性进行系统检查。研究表明，推行前列腺癌筛查策略的国家，如日本，前列腺癌5年生存率出现迅速提升，平均每年提升约11.7%，5年生存率已达93%；而中国每年提升仅3.7%，5年生存率仅为69.2%[1-2]。对于PSA筛查异常的男性，应进一步复检PSA。对于仍出现异常者，可使用尿液、前列腺健康指数（PHI）、影像学、风险计算器进行进一步精准诊断[3]。

b 早期诊断的个体化风险适应策略可能仍然与过度诊断的实质性风险相关。打破诊断和积极治疗之间的联系是减少过度治疗的唯一方法，同时仍然保持对要求治疗的男性个人早期诊断的潜在获益，在所有检测前应告知其风险和获益[4-5]。

c PSA筛查可以帮助在携带*BRCA2*基因突变的年轻男性中检测到更多的有意义癌症[6]。

d 基于中国人群的大样本全国多中心队列研究显示：除了*BRCA2*基因外，携带*MSH2*（15.8倍）、*PALB2*（5.1倍）或*ATM*（5.3倍）基因胚系致病性突变的中国男性，患前列腺癌的风险显著增加[7]。

参考文献

[1] ZHU Y, MO M, WEI Y, et al. Epidemiology and genomics of prostate cancer in Asian men. Nat Rev Urol, 2021, 18 (5): 282-301.

[2] 中国抗癌协会泌尿男生殖系统肿瘤专业委员会前列腺癌学组．前列腺癌筛查中国专家共识(2021年版). 中国癌症杂志, 2021, 31 (5): 435-440.

[3] MUNTEANU VC, MUNTEANU RA, GULEI D, et al. PSA based biomarkers, imagistic techniques and combined tests for a better diagnostic of localized prostate cancer. Diagnostics (Basel), 2020, 10 (10): 806.

[4] JANSSON KF, AKRE O, GARMO H, et al. Concordance of tumor differentiation among brothers with prostate cancer. Eur Urol, 2012, 62 (4): 656-661.
[5] BRANDT A, BERMEJO JL, SUNDQUIST J, et al. Age-specific risk of incident prostate cancer and risk of death from prostate cancer defined by the number of affected family members. Eur Urol, 2010, 58 (2): 275-280.
[6] PAGE EC, BANCROFT EK, BROOK MN, et al. Interim results from the IMPACT study: Evidence for prostate-specific antigen screening in BRCA2 mutation carriers. Eur Urol, 2019, 76 (6): 831-842.
[7] ZHU Y, WEI Y, ZENG H, et al. Inherited mutations in Chinese men with prostate cancer. J Natl Compr Canc Netw, 2021, 20 (1): 54-62.

3　前列腺癌的诊断

3.1 前列腺癌的症状

症状类别	症状
下尿路刺激症状	尿频 尿急 夜尿增多 急迫性尿失禁
排尿梗阻症状[a]	排尿困难 排尿等待 尿线无力 排尿间歇 尿潴留
局部侵犯症状[b]	睾丸疼痛 射精痛 血尿 肾功能减退 腰痛 血精 勃起功能障碍
全身症状[c]	骨痛 病理性骨折、截瘫 贫血 下肢水肿 腹膜后纤维化 副瘤综合征 弥散性血管内凝血

【注释】

a 当前列腺癌突入尿道或膀胱颈，可引起梗阻症状，如排尿困难，表现为排尿等待、尿线无力、排尿间歇，甚至尿潴留等。如果肿瘤明显压迫直肠，还可引起排便困难或肠梗阻。

b 肿瘤侵犯并压迫输精管会引起患侧睾丸疼痛和射精痛；侵犯膀胱可引起血尿；侵犯膀胱三角区，如侵犯双侧输尿管开口，可引起肾衰竭和腰酸；局部侵犯输精管可引起血精；当肿瘤突破前列腺纤维囊侵犯支配阴茎海绵体的盆丛神经分支时，会出现勃起功能障碍。

c 前列腺癌易发生骨转移，引起骨痛或病理骨折、截瘫；前列腺癌可侵及骨髓引起贫血或全血细胞减少；肿瘤压迫髂静脉或盆腔淋巴结转移，可引起双下肢水肿。其他少见临床表现包括肿瘤细胞沿输尿管周围淋巴扩散导致的腹膜后纤维化，异位激素分泌导致副瘤综合征和弥散性血管内凝血。

3.2 前列腺癌的检查方法

Ⅰ级推荐	Ⅱ级推荐	Ⅲ级推荐
前列腺特异性抗原（PSA）（1A 类）	直肠指检（DRE）[b]（2A 类） 经直肠超声检查（TRUS）[c]（2B 类）	PSA 速率[f]（2B 类）
前列腺磁共振成像（MRI）[a]（1A 类）	前列腺健康指数[d]（1B 类） PSA 密度[e]（2A 类）	PSMA 影像联合前列腺 MRI[g]（2B 类）

【注释】

a 多参数磁共振成像（mpMRI）对 ISUP 分级≥2 级的前列腺癌的检出和定位具有较好的敏感性，因此应在穿刺活检前进行 mpMRI 检查。研究显示，第二版前列腺影像报告与数据系统（PI-RADS 2.0）可以作为 Epstein 指标的补充，可能有助于提高临床有意义癌症的检出[1]。此外，为了避免不必要的活检，在进行前列腺活检之前，对直肠指诊正常，PSA 水平在 2~10ng/ml 的无症状男性，可以采用 mpMRI 帮助决策是否需要活检[2-4]。基于 PI-RADS 评分、经直肠超声和 PSA 密度等指标的列线图可能有助于区分需要进行穿刺活检的前列腺癌患者[5]。

b 在 PSA≤2ng/ml 的患者中，DRE 检查结果异常的阳性预测率（PPV）为 5%~30%[6]。

c CADMUS 研究纳入了 307 例行 mpMRI 和超声诊断的患者，共 257 例进行了前列腺穿刺活检。研究显示，与 mpMRI 相比，使用经直肠超声诊断的临床有意义前列腺癌减少 4.3%，进行活检的患者增加 11.1%。当 mpMRI 不可及或患者无法进行 MRI 检查时，经直肠超声可作为首选的影像学检查方法[7]。

d 前列腺健康指数（PHI）是综合了总 PSA、游离 PSA（free PSA，fPSA）和前列腺特异性抗原同源异构 p2PSA 的一个指数。研究提示，对于血清 PSA 水平 2~10ng/ml 的患者，PHI 比 fPSA% 对于前列腺癌的诊断表现更好[8-9]，对于筛查中 PSA 异常的男性，可结合使用 PHI 进行进一步精准诊断。一项系统评价荟萃分析表明[10]，PHI 在检测前列腺癌和区分侵袭性及非侵袭性的前列腺癌方面有很高的准确性。PHI 结合其他临床变量可进一步提高前列腺癌及临床有意义前列腺癌的预测准确性[9，11-13]。当 PHI 联合 MRI 时可以弥补 MRI 诊断的不足，进一步提高前列腺癌及临床有意义前列腺癌的预测准确性[14-16]，mpMRI 阴性结果联合 PHI，有助于减少 mpMRI 假阴性即漏诊现象[14]；mpMRI PI-RADs 3 分、4 分结果联合 PHI，可有效提高前列腺穿刺阳性率[15-16]。同时，当 PHI 作为上游风险分层工具分流时可有效避免 MRI 扫描和穿刺步骤[17-18]。根据一项纳入 545 例初次活检男性、比较评估多种诊断路径的前瞻性多中心研究，使用 PHI ≥ 30 作为风险分层工具决定是否进行 MRI 扫描以及穿刺时，将避免约 25% 的 MRI 扫描和穿刺步骤[18]。此外，PHI 与前列腺癌术后不良病理结果相关，PHI 升高的患者出现术后病理升级的风险更高[19-20]。另有国内研究报道 PHI 具有早期预测前列腺癌骨转移的潜能[21]。

e PSA 密度（PSAD）即血清总 PSA 与前列腺体积的比值，正常值为 PSAD<0.15ng/（ml · cm^3）。当患者 PSA 在正常值高限或轻度增高时，用 PSAD 可指导是否进行活检或随访[22]。

f PSA 速率（PSAV）即连续观察血清 PSA 的变化，正常值为 PSAV<0.75ng/（ml · 年）。如果 PSAV>0.75ng/（ml · 年），应怀疑前列腺癌的可能[23]。

g 一项纳入 296 例患者的前瞻性多中心队列研究显示：针对检出临床有意义的前列腺癌，^{68}Ga-PSMA PET/CT 联合前列腺 mpMRI 检查相比单用 mpMRI 可提高阴性预测值（91% vs. 72%）和灵敏度（97% vs. 83%）[24]。

3.3 前列腺穿刺

前列腺初次穿刺指征

DRE 发现前列腺可疑结节，任何 PSA 值
TRUS 或 MRI 发现可疑病灶，任何 PSA 值
PSA > 10ng/ml
PSA 4~10ng/ml，可结合 f/t PSA、PSAD 或前列腺健康指数 [a]

【注释】

a 当 PSA 为 4~10ng/ml 时，fPSA 数值与前列腺癌的发生率呈负相关，目前推荐 fPSA/tPSA>0.16 为正常参考值，但有荟萃分析提示其合并灵敏度仅为 70%[25]。PSAD 有助于区分前列腺增生症和前列腺癌，目前推荐 PSAD 正常值为<0.15ng/（ml · cm^3）[26]。基于中国人群的研究表明，PHI 在 PSA 为 2~10ng/ml 及 10~20ng/ml 人群中均具有前列腺癌及临床有意义前列腺癌预测价值，故当 PSA 为 4~20ng/ml 时，可结合前列腺健康指数 PHI[13]。

前列腺穿刺活检的方法

Ⅰ级推荐	Ⅱ级推荐	Ⅲ级推荐
超声引导下经会阴 / 直肠 10~12 针系统穿刺[a]（2A 类）	MRI 引导下融合靶向穿刺[c]（1A 类）	PSMA PET-US 融合靶向穿刺[d]（3 类）
MRI 引导下靶向穿刺联合系统穿刺[b]（1A 类）		

【注释】

a 对于经直肠穿刺，前列腺体积在 30ml 左右的患者建议至少行 8 针系统穿刺。一般情况下建议行 10~12 针系统活检。经直肠饱和穿刺可提高 PSA<10ng/ml 患者的前列腺癌检出率[27-28]。目前经会阴系统穿刺针数及穿刺点分布缺乏统一标准，但随着穿刺针数增加，尿潴留发生风险增加。在 PICTURE 研究中，249 例患者采用经会阴模板穿刺至少 20 针，其中 24% 患者出现急性尿潴留需要导尿处理[29]。荟萃分析显示，经直肠与经会阴活检在有效率和穿刺并发症方面差异无统计学意义[30]。一项纳入 8 项随机研究，包括 1 596 例患者的荟萃分析比较了活检路径对感染并发症的影响。与经会阴活检患者（22/807）相比，经直肠活检（48/789）后的感染并发症明显更高（*RR*=2.48，95% *CI* 1.47~4.2）[31-32]。

b 初次穿刺时，对于 mpMRI PI-RADS 评分 ≥ 3 分的患者，推荐行靶向穿刺（每个病灶至少 2 针）联合或不联合系统穿刺；对于 mpMRI PI-RADS 评分为 0~1 分、淋巴结阴性患者，推荐行系统穿刺[33]。Trio 研究提示靶向穿刺联合系统穿刺可以降低前列腺癌根治术后病理升级率[34]。

STHLM3-MRI 研究显示，在 PSA 筛查人群中使用 mpMRI 相较于标准活检组可以显著减少临床无意义癌的检出（4% vs. 12%）[35]。研究表明，当 PI-RADS 评分≥3 分时，可以避免 30% 的活检，与此同时漏诊 11% 的 ISUP≥2 级的前列腺癌。当 PI-RADS 评分≥4 分时，可以避免 58% 的活检[30]，同时漏诊 ISUP≥2 级前列腺癌的比例为 28%[36]。国内一项纳入了 121 例患者的研究表明[37]，对于可疑前列腺癌患者，采用 6 针系统穿刺联合 3 针磁共振引导靶向穿刺对前列腺癌的检出率不劣于 12 针系统穿刺联合靶向穿刺，其中临床有意义癌的检出率分别为 55.4%（67/121） vs. 55.4%（67/121）（P>0.05）。当 mpMRI 为阴性时[38]，国内一项研究显示：年龄>65 岁、f/tPSA<0.2、PSAD>0.15ng/（ml·cm^3）和直肠指检阳性为 mpMRI 阴性患者诊断为具有临床意义的前列腺癌（csPCa）的独立危险因素。风险分层为高危组患者推荐行穿刺活检，低危组患者可以考虑避免穿刺。在 MRI 诊断不明确时，前列腺癌健康指数密度在诊断有临床意义的前列腺癌方面优于 PHI 或 PSAD，可进一步减少 PI-RADS 3 分不必要的活检[39]。

c PRECISION 研究证实 MRI 引导下的融合靶向穿刺能提高临床有意义前列腺癌的检出率（提高 12%），减少临床无意义的低危前列腺癌的检出率（减少 13%），因此鼓励在初次穿刺前施行 MRI 检查以及 MRI 引导的靶向前列腺穿刺[40]。一项纳入了 8 项研究的系统回顾比较了 MRI 靶向经会阴和 MRI 靶向经直肠穿刺，结果表明，MRI 经会阴穿刺时的临床有意义癌检出率更高（86% vs. 73%）[41]。靶向穿刺的方式有认知融合、US/MR 软件融合等，目前的研究尚未表明何种图像引导技术更优[42-45]。

d PSMA PET-US 融合靶向穿刺术，患者在穿刺前的 PSMA PET/MR 或 PET/CT 图像与经直肠超声图像（US）进行融合，术中以 PSMA PET 显示的可疑病灶为靶点进行穿刺。一项研究表明，PSMA PET/CT 检出的临床有意义前列腺癌准确率为 80.6%[46]，目前这种穿刺方法仍在探索中。

前列腺穿刺活检术的实施

穿刺术前检查[a]
抗生素保护下行经直肠/经会阴穿刺活检[b]
前列腺周围局部浸润麻醉[c]
围手术期抗凝及抗血小板药物的使用[d]

【注释】

a 穿刺术前常规检查：患者行前列腺穿刺活检术前应常规行血、尿、粪三大常规及凝血功能检查，有肝肾功能异常病史者需复查肝肾功能。

b 活检前应用抗生素建议使用口服或静脉应用抗生素，尤其是经直肠穿刺要注意抗生素的应用。一项纳入了8项随机对照试验，包括1 786例患者的荟萃分析表明，在活检前直肠应用聚维酮碘制剂进行准备，除预防性抗菌外，可显著降低感染并发症的发生率[47-52]。研究显示，穿刺前行直肠拭子或粪便培养，根据药敏结果有助于合理选用抗生素。对于喹诺酮类药物耐药的患者可考虑应用磷霉素氨丁三醇、头孢菌素或氨基糖苷类抗生素。感染风险较高患者可考虑两联或多联抗生素的应用。

c 可考虑行超声引导下前列腺外周神经阻滞。直肠内灌注局部麻醉不如前列腺外周浸润麻醉。

d 对于有心脑血管病风险、支架植入病史的长期口服抗凝或抗血小板药物的患者，围手术期应综合评估出血风险及心脑血管疾病风险，慎重使用相关药物。

重复穿刺指征[a]
首次穿刺病理发现非典型性增生或高级别 PIN，尤其是多针病理结果同上[b]
复查 PSA 持续升高或影像学随访异常[c]
复查 PSA 4~10ng/ml，可结合 f/t PSA、PSAD、DRE 或前列腺健康指数的随访情况[d]

【注释】

a 对于有重复活检适应证，但 MRI 检查未发现可疑病变的患者，临床医师可继续进行系统活检。对于接受重复活检并且 MRI 显示可疑病变的患者，临床医师应对可疑病变进行靶向活检（每个病灶至少 2 针）联合或不联合系统穿刺[33]。

b 对于活检发现局灶性（单针）HGPIN，临床医师不应立即进行重复活检。对于多灶性 HGPIN，临床医师可根据 PSA/DRE 和 mpMRI 结果进行额外的风险评估[33]。

c 初次活检结果阴性后，不应仅根据 PSA 值来决定是否重复活检。活检阴性后重新评估时，临床医师应使用风险评估工具且结合先前活检阴性的相关检查。对于既往无前列腺 MRI 检查的重复活检患者，临床医生应在活检前进行前列腺 MRI 检查[33]。

d 在最初前列腺活检阴性的患者中，使用 PHI 可以有效地对 6 年内前列腺癌和高分级前列腺癌诊断风险进行分层，较高的基线 PHI 水平与随访过程中逐渐增加的前列腺癌或高级别前列腺癌诊断风险有关，PHI 较高的患者，应重新考虑他们的疾病管理策略，如进行更加密切的随访[53]。

3.4 前列腺癌的病理学诊断

Gleason 评分系统[a]

Gleason 分级 / 级	病理形态
1	由密集排列但相互分离的腺体构成境界清楚的肿瘤结节
2	肿瘤结节有向周围正常组织的微浸润，且腺体排列疏松，异型性大于 1 级
3	肿瘤性腺体大小不等，形态不规则，明显浸润性生长，但每个腺体均独立不融合，有清楚的管腔
4	肿瘤性腺体相互融合，形成筛孔状，或细胞环形排列，中间无腺腔形成
5	呈低分化癌表现，不形成明显的腺管，排列成实性细胞巢或单排及双排的细胞条索

【注释】

a 前列腺癌的病理分级推荐使用 Gleason 评分系统。该评分系统将前列腺癌组织分为主要分级区和次要分级区，每区按 5 级评分，主要分级区和次要分级区的 Gleason 分级值相加得到总评分即为其分化程度。

前列腺癌分级分组（Grading Group）系统[a]

分级分组系统	
分级分组 1	Gleason 评分≤6 分，仅由单个分离的、形态完好的腺体组成
分级分组 2	Gleason 评分 3+4=7 分，主要由形态完好的腺体组成，伴有较少的形态发育不良腺体 / 融合腺体 / 筛状腺体
分级分组 3	Gleason 评分 4+3=7 分，主要由发育不良的腺体 / 融合腺体 / 筛状腺体组成，伴少量形态完好的腺体
分级分组 4	Gleason 评分 4+4=8 分，3+5=8 分，5+3=8 分；仅由发育不良的腺体 / 融合腺体 / 筛状腺体组成；或者以形态完好的腺体为主，伴少量缺乏腺体分化的成分组成；或者以缺少腺体分化的成分为主，伴少量形态完好的腺体组成[b]
分级分组 5	缺乏腺体形成结构（或伴坏死）伴或不伴腺体形态发育不良或融合腺体或筛状腺体[c]

【注释】

a 2014 年国际泌尿病理协会（ISUP）共识会议上提出的一种新的分级系统，称为前列腺癌分级分组系统，根据 Gleason 总评分和疾病危险度将前列腺癌分为 5 个不同的组别（ISUP 1~5 级）。在前列腺癌活检病理报告中，应明确标示前列腺癌的类型和亚型，以及是否存在筛状结构[54]。

b 由更少量发育不良的腺体 / 融合腺体 / 筛状腺体组成。

c 对于大于 95% 发育不良的腺体 / 融合腺体 / 筛状腺体，或活检针或根治性前列腺切除术标本缺乏腺体形成结构，发育良好的腺体组成小于 5% 不作为分级的因素考虑。

3.5 前列腺癌的分期

3.5.1 前列腺癌 TNM 分期系统[a]

原发肿瘤（T）			
临床	（cT）[b]	病理	（pT）[c]
T_X	原发肿瘤无法评估		
T_0	没有原发肿瘤证据		
T_1	不能被扪及和影像学检查无法发现的临床隐匿性肿瘤		
	T_{1a} 病理检查偶然在 ≤5% 的切除组织中发现肿瘤		
	T_{1b} 病理检查偶然在 >5% 的切除组织中发现肿瘤		
	T_{1c} 穿刺活检证实的肿瘤（如由于PSA升高），累及单侧或者双侧叶，但不可扪及		

前列腺癌 TNM 分期系统（续）

原发肿瘤（T）			
临床	（cT）[b]	病理	（pT）[c]
T_2	肿瘤可扪及，局限于前列腺之内	pT_2	局限于器官内
	T_{2a} 肿瘤限于单侧叶的 1/2 或更少		
	T_{2b} 肿瘤侵犯超过单侧叶的 1/2，但仅限于一叶		
	T_{2c} 肿瘤侵犯两叶		
T_3	肿瘤侵犯包膜外，但未固定，也未侵犯邻近结构	pT_3	前列腺包膜外受侵
	T_{3a} 包膜外侵犯（单侧或双侧）		pT_{3a} 前列腺外侵犯（单侧或双侧），或显微镜下可见侵及膀胱颈[d]
	T_{3b} 肿瘤侵犯精囊（单侧或双侧）		pT_{3b} 侵犯精囊
T_4	肿瘤固定或侵犯除精囊外的其他邻近组织结构，如外括约肌、直肠、膀胱、肛提肌和 / 或盆壁	pT_4	肿瘤固定或侵犯除精囊外的其他邻近组织结构，如外括约肌、直肠、膀胱、肛提肌和 / 或盆壁

【注释】

a 前列腺癌分期系统目前最广泛采用的是美国癌症分期联合委员会（American Joint Committee on Cancer Staging，AJCC）制订的 TNM 分期系统，采用 2017 年第 8 版[55-56]。

b T 分期表示原发肿瘤情况，分期主要依靠 DRE，而 MRI、TRUS 等影像学检查结果是否纳入 T 分期的参考尚存在争议。

c 没有病理学 T_1 分类。

d 手术切缘阳性应通过 R1 符号报告，表明残留的微小疾病。

区域淋巴结（N）[a]			
临床		病理	（pN）
N_X	区域淋巴结无法评估	pN_X	无区域淋巴结取材标本
N_0	无区域淋巴结转移	pN_0	无区域淋巴结转移
N_1	区域淋巴结转移	pN_1	区域淋巴结转移

【注释】

a N 分期表示淋巴结情况，N 分期“金标准”依赖淋巴结切除术后病理，CT、PSMA PET、MRI 及超声亦可辅助。

远处转移（M）[a]			
临床			
M_X	远处转移无法评估		
M_0	无远处转移		
M_1	远处转移 [b]		
	M_{1a} 非区域淋巴结的转移 [c]		
	M_{1b} 骨转移		
	M_{1c} 其他部位转移，有或无骨转移		

【注释】

a M 分期表示远处转移，主要针对骨转移，分期依赖 ECT、PSMA-SPECT、PSMA-PET、MRI、CT 及 X 线等影像学检查。

b 如果存在 1 处以上的转移，则按最晚期分类。

c 区域淋巴结转移指髂血管分叉以下的淋巴结受累，非区域淋巴结转移指髂血管分叉以上的淋巴结受累。

预后分组					
分组	T	N	M	PSA	Grade Group
Ⅰ	$cT_{1a\sim1c}$	N_0	M_0	PSA < 10	1
	cT_{2a}	N_0	M_0	PSA < 10	1
	pT_2	N_0	M_0	PSA < 10	1
ⅡA	$cT_{1a\sim1c}$	N_0	M_0	10 ≤ PSA < 20	1
	cT_{2a}	N_0	M_0	10 ≤ PSA < 20	1
	pT_2	N_0	M_0	10 ≤ PSA < 20	1
	cT_{2b}	N_0	M_0	PSA < 20	1
	cT_{2c}	N_0	M_0	PSA < 20	1
ⅡB	$T_{1\sim2}$	N_0	M_0	PSA < 20	2
ⅡC	$T_{1\sim2}$	N_0	M_0	PSA < 20	3
	$T_{1\sim2}$	N_0	M_0	PSA < 20	4
ⅢA	$T_{1\sim2}$	N_0	M_0	PSA ≥ 20	1~4
ⅢB	$T_{3\sim4}$	N_0	M_0	任何 PSA	1~4
ⅢC	任何 T	N_0	M_0	任何 PSA	5
ⅣA	任何 T	N_1	M_0	任何 PSA	任何
ⅣB	任何 T	任何	M_1	任何 PSA	任何

3.5.2 前列腺癌分期的影像学检查

前列腺癌临床分期可以由多参数磁共振成像（mpMRI）、骨扫描和计算机断层扫描（CT）等影像学检查进行评估。

分期	Ⅰ级推荐	Ⅱ级推荐	Ⅲ级推荐
T 分期	多参数磁共振成像（mpMRI）[a]（2A 类）	直肠指检（DRE）（2A 类） 经直肠超声检查（TRUS）（2B 类）	
N 分期		计算机断层扫描（CT）[b]（2A 类） 磁共振成像（MRI）（2A 类） 胆碱 - 正电子发射计算机断层扫描（PET/CT）[c]（2A 类） PSMA 影像[d]（2A 类）	
M 分期	骨扫描（1A 类） PSMA 影像（1A 类）	胆碱 - 正电子发射计算机断层扫描（PET/CT）（2A 类）	

【注释】

a T2 加权成像仍是 mpMRI 局部分期最有效的方法[2]。

b 计算机断层扫描和磁共振成像的灵敏度低于 40%[57]。

c 在 609 例患者的荟萃分析中，胆碱 PET/CT 对盆腔淋巴结转移的灵敏度和特异度分别为 62% 和 92%。但在一项对 75 例有中度淋巴结受累风险（10%~35%）的患者进行的前瞻性试验中，基于区域分析的灵敏度仅为 8.2%，基于患者分析的灵敏度为 18.9%，不具有临床价值[58]。

d 在荟萃分析中，^{68}Ga PSMA PET/CT 对中、高危前列腺癌术前区域淋巴结转移的灵敏度和特异度分别为 65% 和 94%，具有较高水平[59]。国内研究表明，^{99m}Tc-PSMA SPECT/CT 较传统的影像学检查能更好地发现前列腺癌淋巴结转移灶，且具有较高的灵敏度及特异度[60]。一项前瞻性随机研究 proPSMA 纳入了 302 例高危前列腺癌患者，比较了 PSMA PET/CT 和常规成像（腹部 CT 和骨扫描）的诊断效能。结果显示，在初始分期方面，PSMA PET/CT 的准确性优于常规成像组（92% vs. 65%）[61]。目前基于临床经验和有限的临床证据，不应根据 PSMA PET/CT 结果改变治疗决策。RADAR Ⅶ小组建议[62]：应用常规影像学检查指导局限性、生化复发前列腺癌及 nmCRPC 的治疗和分子靶向影像学检查（MTI）指导转移性前列腺癌的治疗。同时也为 MTI 结果存疑的患者治疗提出了建议。对于局限性疾病 MTI 与传统影像结果不一致时，若 MTI 存疑建议进行活检。当能够取得足够活检组织时，应根据活检结果对患者进行治疗。然而，在活检不可行或组织样本不足的情况下，建议选择额外的辅助检查，医生综合评估相关信息及其他疾病特征做出决策。对 MTI 提示有单病灶时，临床医生应在开始全身治疗前确认转移性疾病的存在，包括额外的影像学检查。若 MTI 结果仍然是转移性疾病的唯一证据，临床医生应与患者共同决策转移性疾病治疗的选择以及其他干预措施。对 MTI 提示有寡转移或远处转移，可考虑活检；在没有活检确认的情况下，这些病例应被视为转移性病例，因此 RADAR Ⅶ小组提出针对 MTI 发现有转移性前列腺癌的管理应“越早越好”。

参考文献

[1] FAN Y, ZHAI L, MENG Y, et al. Contemporary epstein criteria with biopsy-naïve multiparametric magnetic resonance imaging to prevent incorrect assignment to active surveillance in the PI-RADS Version 2.0 Era. Ann Surg Oncol, 2018, 25 (12): 3510-3517.

[2] BRATAN F, NIAF E, MELODELIMA C, et al. Influence of imaging and histological factors on prostate cancer detection and localisation on multiparametric MRI: A prospective study. Eur Radiol, 2013, 23 (7): 2019-2029.

[3] LE JD, TAN N, SHKOLYAR E, et al. Multifocality and prostate cancer detection by multiparametric magnetic resonance imaging: Correlation with whole-mount histopathology. Eur Urol, 2015, 67 (3): 569-576.

[4] BOROFSKY S, GEORGE AK, GAUR S, et al. What are we missing? False-negative cancers at multiparametric MR imaging of the prostate. Radiology, 2018, 286 (1): 186-195.

[5] CHEN YK, FAN Y, YANG Y, et al. Are prostate biopsies necessary for all patients 75 years and older?. J Geriatr Oncol, 2018, 9 (2): 124-129.

[6] CARVALHAL GF, SMITH DS, MAGER DE, et al. Digital rectal examination for detecting prostate cancer at prostate specific antigen levels of 4 ng/ml or less. J Urol, 1999, 161 (3): 835-839.

[7] GREY A, SCOTT R, SHAH B, et al. Multiparametric ultrasound versus multiparametric MRI to diagnose prostate cancer

(CADMUS): A prospective, multicentre, paired-cohort, confirmatory study. Lancet Oncol, 2022, 23 (3): 428-438.
[8] CATALONA WJ, PARTIN AW, SANDA MG, et al. A multicenter study of [-2] pro-prostate specific antigen combined with prostate specific antigen and free prostate specific antigen for prostate cancer detection in the 2.0 to 10.0 ng/ml prostate specific antigen range. J Urol, 2011, 185 (5): 1650-1655.
[9] CHEN H, SHI B, WU Y, et al. The modified prostate health index (PHI) outperforms PHI density in the detection of clinical prostate cancer within the PSA grey zone. Int Urol Nephrol, 2022, 54 (4): 749-756.
[10] AGNELLO L, VIDALI M, GIGLIO RV, et al. Prostate health index (PHI) as a reliable biomarker for prostate cancer: A systematic review and meta-analysis. Clin Chem Lab Med, 2022, 60 (8): 1261-1277.
[11] ZHOU Y, FU Q, SHAO Z, et al. Nomograms Combining PHI and PI-RADS in Detecting Prostate Cancer: A multicenter prospective study. J Clin Med, 2023, 12 (1): 339.
[12] CHEN H, QIAN Y, WU Y, et al. Modified Prostate Health Index density significantly improves clinically significant prostate cancer (csPCa) detection. Front Oncol, 2022, 12: 864111.
[13] ZHOU Y, FU Q, SHAO Z, et al. The function of Prostate Health Index in detecting clinically significant prostate cancer in the PI-RADS 3 population: A multicenter prospective study. World J Urol, 2023, 41 (2): 455-461.
[14] GNANAPRAGASAM VJ, BURLING K, GEORGE A, et al. The Prostate Health Index adds predictive value to multiparametric MRI in detecting significant prostate cancers in a repeat biopsy population. Sci Rep, 2016, 6: 35364.
[15] HSIEH PF, LI WJ, LIN WC, et al. Combining Prostate Health Index and multiparametric magnetic resonance imaging in the diagnosis of clinically significant prostate cancer in an Asian population. World J Urol, 2020, 38 (5): 1207-1214.
[16] FAN YH, PAN PH, CHENG WM, et al. The Prostate Health Index aids multi-parametric MRI in diagnosing significant prostate cancer. Sci Rep, 2021, 11 (1): 1286.
[17] MOTTET N, VAN DEN BERGH R, BRIERS E, et al. EAU-EANM-ESTRO-ESUR-SIOG Guidelines on Prostate

Cancer-2020 Update, Part 1: Screening, diagnosis, and local treatment with curative intent. Eur Urol, 2021, 79 (2): 243-262.

[18] KIM L, BOXALL N, GEORGE A, et al. Clinical utility and cost modelling of the phi test to triage referrals into image-based diagnostic services for suspected prostate cancer: The PRIM (Phi to RefIne Mri) study. BMC Med, 2020, 18 (1): 95.

[19] TANG B, HAN CT, LU XL, et al. Preoperative prostate health index predicts poor pathologic outcomes of radical prostatectomy in patients with biopsy-detected low-risk patients prostate cancer: Results from a Chinese prospective cohort. Prostate Cancer Prostatic Dis, 2018, 21 (1): 64-70.

[20] YAN JQ, HUANG D, HUANG JY, et al. Prostate Health Index (PHI) and its derivatives predict Gleason score upgrading after radical prostatectomy among patients with low-risk prostate cancer. Asian J Androl, 2022, 24 (4): 406-410.

[21] SUN H, ZHU Y, GUO H, et al. Evaluation of prostate health index in predicting bone metastasis of prostate cancer before bone scanning. Int Urol Nephrol, 2022, 54 (12): 3079-3086.

[22] ZHENG XY, ZHANG P, XIE LP, et al. Prostate-specific antigen velocity (PSAV) and PSAV perinitial volume (PSAVD) for early detection of prostate cancer in Chinese men. Asian Pac J Cancer Prev, 2012, 13 (11): 5529-5533.

[23] FLORES-FRAILE MC, PADILLA-FERNÁNDEZ BY, VALVERDE-MARTÍNEZ S, et al. The association between prostate-specific antigen velocity (PSAV), value and acceleration, and of the free PSA/Total PSA index or ratio, with prostate conditions. J Clin Med, 2020, 9 (11): 3400.

[24] EMMETT L, BUTEAU J, PAPA N, et al. The additive diagnostic value of prostate-specific membrane antigen positron emission tomography computed tomography to multiparametric magnetic resonance imaging triage in the diagnosis of prostate cancer (PRIMARY): A prospective multicentre study. Eur Urol, 2021, 80 (6): 682-689.

[25] HUANG Y, LI Z-Z, HUANG Y-L et al. Value of free/total prostate-specific antigen (f/t PSA) ratios for pros tate can-

cer detection in patients with total serum prostate-specific antigen between 4 and 10 ng/ml: A meta-analysis. Medicine (Baltimore), 2018, 97 (13): e0249.
[26] NORDSTRÖM T, AKRE O, ALY M, et al. Prostate-specific antigen (PSA) density in the diagnostic algorithm of prostate cancer. Prostate Cancer Prostatic Dis, 2018, 21 (1): 57-63.
[27] LI YH, ELSHAFEI A, LI J, et al. Transrectal saturation technique may improve cancer detection as an initial prostate biopsy strategy in men with prostate-specific antigen <10ng/ml. Eur Urol, 2014, 65 (6): 1178-1183.
[28] LI YH, ELSHAFEI A, LI J, et al. Potential benefit of transrectal saturation prostate biopsy as an initial biopsy strategy: Decreased likelihood of finding significant cancer on future biopsy. Urology, 2014, 83 (4): 714-718.
[29] MIAH S, ELDRED-EVANS D, SIMMONS L, et al. Patient reported outcome measures for transperineal template prostate mapping biopsies in the PICTURE study. J Urol, 2018, 200 (6): 1235-1240.
[30] SHEN PF, ZHU YC, WEI WR, et al. The results of transperineal versus transrectal prostate biopsy: A systematic review and meta-analysis. Asian J Androl, 2012, 14 (2): 310-315.
[31] PRADERE B, VEERATTERAPILLAY R, DIMITROPOULOS K, et al. Nonantibiotic strategies for the prevention of infectious complications following prostate biopsy: A systematic review and meta-analysis. J Urol, 2021, 205 (3): 653-663.
[32] LAM W, WONG AHG, CHUN S, et al. Prostate cancer detection, tolerability and safety of transperineal prostate biopsy under local-anaesthesia vs standard transrectal biopsy in biopsy-naive men: A pragmatic, parallel group, randomized controlled study. BJU Int, 2022, 129: 9.
[33] WEI JT, BAROCAS D, CARLSSON S, et al. Early detection of prostate cancer: AUA/SUO Guideline Part Ⅱ: Considerations for a prostate biopsy. J Urol, 2023, 210 (1): 54-63.
[34] AHDOOT M, WILBUR AR, REESE SE, et al. MRI-Targeted, systematic, and combined biopsy for prostate cancer diagnosis. N Engl J Med, 2020, 382 (10): 917-928.

[35] EKLUND M, JÄDERLING F, DISCACCIATI A, et al. MRI-targeted or standard biopsy in prostate cancer screening. N Engl J Med, 2021, 385 (10): 908-920.
[36] DROST FH, OSSES DF, NIEBOER D, et al. Prostate MRI, with or without MRI-targeted biopsy, and systematic biopsy for detecting prostate cancer. Cochrane Database Syst Rev, 2019, 4 (4): CD012663.
[37] 涂祥，熊性宇，张驰宸，等 . 6 针系统穿刺联合 3 针磁共振引导靶向穿刺对前列腺癌的检出效果 . 中华泌尿外科杂志，2022, 43 (12): 914-919.
[38] 徐姜南，徐振宇，谢林桂，等 . mpMRI 阴性患者诊断有临床意义前列腺癌的危险因素分析与风险分层 . 中华泌尿外科杂志，2022, 43 (3): 181-186.
[39] CHIU PK-F, LEOW JJ, CHIANG C-H, et al. Prostate Health Index Density outperforms PSA density in the diagnosis of clinically significant prostate cancer in equivocal MRI prostates: A multicenter evaluation. J Urol, 2023, 210 (1): 88-98.
[40] KASIVISVANATHAN V, RANNIKKO AS, BORGHI M, et al. MRI-targeted or standard biopsy for prostate-cancer diagnosis. N Engl J Med, 2018, 378 (19): 1767-1777.
[41] TU X, LIU Z, CHANG T, et al. Transperineal magnetic resonance imaging-targeted biopsy may perform better than transrectal route in the detection of clinically significant prostate cancer: Systematic review and meta-analysis. Clin Genitourin Cancer, 2019, 17 (5): e860-e870.
[42] WEGELIN O, EXTERKATE L, VAN DER LEEST M, et al. The FUTURE trial: A multicenter randomised controlled trial on target biopsy techniques based on magnetic resonance imaging in the diagnosis of prostate cancer in patients with prior negative biopsies. Eur Urol, 2019, 75 (4): 582-590.
[43] WEGELIN O, VAN MELICK H, HOOFT L, et al. Comparing three different techniques for magnetic resonance imaging-targeted prostate biopsies: A systematic review of in-bore versus magnetic resonance imaging-transrectal ultrasound fusion versus cognitive registration: Is there a preferred technique?. Eur Urol, 2017, 71 (4): 517-531.

[44] HAMID S, DONALDSON IA, HU Y, et al. The smarttarget biopsy trial: A prospective, within-person randomised, blinded trial comparing the accuracy of visual-registration and magnetic resonance imaging/ultrasound image-fusion targeted biopsies for prostate cancer risk stratification. Eur Urol, 2019, 75 (5): 733-740.
[45] WATTS KL, FRECHETTE L, MULLER B, et al. Systematic review and meta-analysis comparing cognitive vs. image-guided fusion prostate biopsy for the detection of prostate cancer. Urol Oncol, 2020, 38 (9): 734.
[46] LIU C, LIU T, ZHANG Z, et al. ^{68}Ga-PSMA PET/CT combined with PET/ultrasound-guided prostate biopsy can diagnose clinically significant prostate cancer in men with previous negative biopsy results. J Nucl Med, 2020, 61 (9): 1314-1319.
[47] ABUGHOSH Z, MARGOLICK J, GOLDENBERG SL, et al. A prospective randomized trial of povidone-iodine prophylactic cleansing of the rectum before transrectal ultrasound guided prostate biopsy. J Urol, 2013, 189 (4): 1326-1331.
[48] GHAFOORI M, SHAKIBA M, SEIFMANESH H, et al. Decrease in infection rate following use of povidone-iodine during transrectal ultrasound guided biopsy of the prostate: A double blind randomized clinical trial. Iran J Radiol, 2012, 9 (2): 67-70.
[49] KANJANAWONGDEENGAM P, VISESHSINDH W, SANTANIRAND P, et al. Reduction in bacteremia rates after rectum sterilization before transrectal, ultrasound-guided prostate biopsy: A randomized controlled trial. J Med Assoc Thai, 2009, 92 (12): 1621-1626.
[50] MELEKOS MD. Efficacy of prophylactic antimicrobial regimens in preventing infectious complications after transrectal biopsy of the prostate. Int Urol Nephrol, 1990, 22 (3): 257-262.
[51] SHARPE JR, SADLOWSKI RW, FINNEY RP, et al. Urinary tract infection after transrectal needle biopsy of the prostate. J Urol, 1982, 127 (2): 255-256.
[52] BROWN RW, WARNER JJ, TURNER BI, et al. Bacteremia and bacteriuria after transrectal prostatic biopsy. Urol-

ogy, 1981, 18 (2): 145-148.
[53] LIU AQ, REMMERS S, LAU SY, et al. Initial Prostate Health Index (PHI) and PHI density predicts future risk of clinically significant prostate cancer in men with initial negative prostate biopsy: A 6-year follow-up study. Prostate Cancer Prostatic Dis, 2022, 25 (4): 684-689.
[54] ROOBOL MJ, VERBEEK J, VAN DER KWAST T, et al. Improving the rotterdam European randomized study of screening for prostate cancer risk calculator for initial prostate biopsy by incorporating the 2014 International Society of Urological Pathology Gleason Grading and Cribriform growth. Eur Urol, 2017, 72 (1): 45-51.
[55] BUYYOUNOUSKI MK, CHOYKE PL, MCKENNEY JK, et al. Prostate cancer-major changes in the American Joint Committee on Cancer eighth edition cancer staging manual. CA Cancer J Clin, 2017, 67 (3): 245-253.
[56] PANER GP, STADLER WM, HANSEL DE, et al. Updates in the eighth edition of the tumor node-metastasis staging classification for urologic cancers. Eur Urol, 2018, 73 (4): 560-569.
[57] HÖVELS AM, HEESAKKERS RA, ADANG EM, et al. The diagnostic accuracy of CT and MRI in the staging of pelvic lymph nodes in patients with prostate cancer: A meta-analysis. Clin Radiol, 2008, 63 (4): 387-395.
[58] VON EYBEN FE, KAIREMO K. Meta-analysis of (11) C-choline and (18) F-choline PET/CT for management of patients with prostate cancer. Nucl Med Commun, 2014, 35 (3): 221-230.
[59] WU H, XU T, WANG X, et al. Diagnostic performance of 68Gallium labelled prostate-specific membrane antigen positron emission tomography/computed tomography and magnetic resonance imaging for staging the prostate cancer with intermediate or high risk prior to radical prostatec-tomy: A systematic review and meta-analysis. World J Mens Health, 2020, 38 (2): 208-219.
[60] SU HC, ZHU Y, HU SL, et al. The value of (99m) Tc-PSMA SPECT/CT-guided surgery for identifying and locating lymph node metastasis in prostate cancer patients. Ann Surg Oncol, 2019, 26 (2): 653-659.
[61] HOFMAN MS, LAWRENTSCHUK N, FRANCIS RJ, et al. Prostate-specific membrane antigen PET-CT in patients

with high-risk prostate cancer before curative-intent surgery or radiotherapy (proPSMA): A prospective, randomised, multicentre study. Lancet, 2020, 395 (10231): 1208-1216.

[62] CRAWFORD E, HARRIS R, SLOVIN S, et al. Synthesizing and applying molecular targeted imaging results in patients with prostate cancer (RADAR Ⅶ). JU Open Plus, 2023, 1 (3): e00011.

4 前列腺癌基因检测和液体活检

推荐前列腺癌患者进行基因检测和液体活检的目的 [a，b，c]
制订治疗决策
提供遗传咨询

【注释】

a 随着第二代测序（next-generation sequencing，NGS）技术在前列腺癌等肿瘤诊疗中得到越来越广泛的应用，NGS 的检测内容、检测技术，优化患者的个体化诊疗方案，并为建立以生物标志物为引导的临床治疗路径提供了更多依据。

b 不同病情和治疗阶段的前列腺癌患者的基因突变特征各异，基于前列腺癌临床实践以及药物研发现状，推荐基于提供遗传咨询和制订治疗决策为目的的基因突变检测[1]。

c 具体参见《中国前列腺癌患者基因检测专家共识（2020 版）》[2]。

4.1 制订治疗决策

	Ⅰ级推荐	Ⅱ级推荐	Ⅲ级推荐
患者类型[a]	转移性前列腺癌		局限性前列腺癌
基因类型	同源重组修复相关基因[b]	错配修复及其他 DNA 修复相关基因[c]	其他与前列腺癌治疗及预后相关基因[d]
检测类型	肿瘤 + 胚系[e]	肿瘤 + 胚系	肿瘤
样本类型	肿瘤组织 + 血浆 ctDNA 样本[f]+ 胚系标本	肿瘤组织 + 血浆 ctDNA 样本 + 胚系标本	循环肿瘤细胞（CTC）[g]或肿瘤组织或血浆标本

【注释】

a 推荐转移性前列腺癌患者进行肿瘤样本基因检测，局限期前列腺癌患者可以考虑基因检测[3]。国内研究表明 50.0% 的局部晚期 / 转移性 IDC-P 前列腺癌患者存在致病性体细胞突变，包括 *BRCA2*、*ATM*、*CDK12*、*CHEK2* 和 *PALB2* 等基因[4]。

b Ⅲ期临床研究 PROfound 证实具有同源重组修复基因突变的患者，能够从奥拉帕利单药治疗中获益。在转移性去势抵抗性前列腺癌患者中，同源重组修复基因突变发生频率为 27.9%[5]。

PROfound 研究中纳入的基因突变类型包括 *ATM*、*BRCA1*、*BRCA2*、*BARD1*、*BRIP1*、*CDK12*、*CHEK1*、*CHEK2*、*FANCL*、*PALB2*、*RAD51B*、*RAD51C*、*RAD51D*、*RAD54L*[6]。

c 导致 DNA 修复缺陷的相关基因的胚系变异和体细胞变异，均是铂类药物和 PARP 抑制剂的增敏性潜在生物标志物，如错配修复基因 *MSH2*、*MSH6*、*PMS2*、*MHL1*、*MRE11A*，其他 DNA 修复基因如 *ATR*、*NBN*、*RAD51*、*FAM175A*、*EPCAM*、*HDAC2* 等[7]。

d 其他对于前列腺癌治疗选择及预后有指导意义基因，如 *AR-V7*、*TP53*、*RB1*、*PTEN* 等。对于既往接受一线阿比特龙或恩扎卢胺治疗并进展的 mCRPC 患者在准备进行二线治疗前行 AR-V7 的检测，可以用于帮助指导后续治疗方案的选择。接受二线及以上治疗的 AR-V7 阳性 mCRPC 患者可能从紫杉类化疗中获益[8-11]。*TP53* 基因突变是前列腺癌中的常见突变，在中国激素敏感前列腺癌中的突变比例是 22.3%[12]，同时常合并其他基因突变；TP53 是重要的预后相关生物标志物，突变提示患者对阿比特龙或恩扎卢胺治疗不敏感[13-14]。IPATENTIAL150 研究显示，免疫组织化学法提示 PTEN 蛋白缺失的 mCRPC 患者可以从 AKT 抑制剂治疗中获益。RB1 是前列腺癌患者预后重要的分子标志物，RB1 缺失与去势抵抗及神经内分泌化相关。

e 胚系指仅需对受试者血液（白细胞或正常口腔黏膜上皮）等样本进行受检范围的基因变异检测；肿瘤 + 胚系是指需要对肿瘤样本（组织或 ctDNA）进行检测，同时还需要对血液样本（白细胞或正常口腔黏膜上皮）进行胚系基因变异检测。

f 转移性去势抵抗前列腺癌（mCRPC）肿瘤组织和血浆 ctDNA 样本检测一致性 80% 以上[12，15-16]。PROfound 研究及 TRITON2/3 研究回顾性分析表明 mCRPC 患者组织和血浆配对样本的检测一致性为 82%~91%[17-18]。两项针对中国 mCRPC 患者的分析也表明组织和血浆配对样本检测的阳性一致性为 90% 左右[19-20]。mCRPC 患者在组织不可及或组织样本检测失败时，可采用血浆 ctDNA 样本检测。mHSPC 阶段患者建议进行组织样本检测[21]。

g 循环肿瘤细胞（circulating tumor cell, CTC）是指自发或因诊疗操作由原发灶或转移灶脱落进入外周血液循环的肿瘤细胞。90% 癌症相关死亡都是由于远端转移引起，而肿瘤细胞向外周血扩散（血行转移）是疾病进展的重要环节，是发生远端转移的前提。一项国内研究表明，针对 PSA 4~10ng/ml 灰区患者，相较于单独血清 PSA 检测，基于蒸发诱导还原氧化石墨烯（rGO）涂层的循环肿瘤细胞（CTC）芯片联合血清 PSA 检测，可以将前列腺癌诊断的灵敏度从 58.3% 提升至 91.7%[22]。

4.2 提供遗传咨询

	Ⅰ级推荐	Ⅱ级推荐	Ⅲ级推荐
患者类型	高危、极高危、局部晚期、转移性前列腺癌伴家族史[a] 导管内癌、导管腺癌、腺泡腺癌合并筛孔结构改变[b]		
检测的基因类型	同源重组修复基因、错配修复基因、*HOXB13*[c]	其他 DNA 修复通路基因[d]	
胚系 / 体细胞检测	胚系	胚系	

【注释】

a 该处家族史是指在同系家属中具有多名包括胆管癌、乳腺癌、胰腺癌、前列腺癌、卵巢癌、结直肠癌、子宫内膜癌、胃癌、肾癌、黑色素瘤、小肠癌以及尿路上皮癌患者，特别是其确诊年龄≤50岁；已知家族成员携带上述基因致病突变。前列腺癌是一种具有高度遗传性肿瘤，若一级亲属确诊年龄小于65岁，前列腺癌发病率可能增加6倍以上；若有≥3位一级亲属罹患前列腺癌，前列腺癌发病率可能增加11倍以上。胚系检测适用于被诊断为高危和/或转移性前列腺癌的患者，以及有明确肿瘤家族史或与肿瘤相关的基因突变人群。全面的基因组分析适用于转移性前列腺癌患者[23]。尽管东西方人群前列腺癌风险差距较大，但在中国患者中可观察到与西方患者相似的胚系DNA修复基因突变频率，中国人群中转移性、局限性、高危局限性疾病患者的*DDR*突变率分别为12%、10%和8.1%[24]。国内一项纳入了249例高危和极高危非转移性前列腺癌患者的多中心研究表明，其胚系致病性突变率为7.2%，有胚系突变患者一级亲属有恶性肿瘤病史的比率较无胚系突变者显著增高[50%（9/18）vs. 13%（30/231），$P<0.001$]；对249例患者的胚系致病性突变率与东亚健康人群的胚系致病性突变率进行比较，结果显示*BRCA2*（*OR*=11.1，95% *CI* 4.8~25.6，$P<0.001$）和*MSH2*（*OR*=43.5，95% *CI* 8.5~200.0，$P<0.001$）基因的胚系致病性突变可显著增加男性罹患高危或极高危前列腺癌的风险[25]。单核苷酸多态性与前列腺癌发病风险相关，全基因组研究显示东亚与欧洲人群存在较大差异[26]。

b 相关证据提示前列腺导管内癌、导管腺癌以及腺泡腺癌合并筛孔结构改变与遗传突变风险的升高相关[27-29]。

c 同源重组修复基因如 *BRCA2*、*BRCA1*、*ATM*、*PALB2*、*CHEK2* 等，错配修复基因如 *MLH1*、*MSH2*、*MSH6*、*PMS2* 等，以及 *HOXB13*，这些基因的突变显著增加前列腺癌的发病风险。其中，*BRCA2* 基因胚系变异携带者前列腺癌患病风险比为 2.5~4.6[30-31]，55 岁以前发病风险比为 8~23；*BRCA1* 胚系变异携带者 65 岁及以上患前列腺癌风险比为 1.8~3.8[32-33]；*ATM* 胚系变异携带者转移性前列腺癌患病风险比为 6.3[34]，*MSH2* 胚系变异携带者前列腺癌的患病风险比为 15.8，*PALB2* 胚系变异携带者的前列腺癌患病风险比为 5.1[35]，*CHEK2* 胚系变异携带者患前列腺癌风险比为 3.3[36-37]；错配修复基因突变会导致林奇综合征（Lynch Syndrome），前列腺癌患病风险比为 3.7，其中 *MSH2* 突变携带者比其他基因突变携带者更易发生前列腺癌[38-39]；*HOXB13* 突变携带者前列腺癌发病风险为 3.4~7.9[40]。如发现上述基因的胚系致病性 / 可能致病性变异，强烈建议进行检测后遗传咨询。亲属级联检测对于告知所有亲属家族性癌症的风险至关重要。

d 其他 DNA 修复基因如 *CDK12*、*RAD51D*、*ATR*、*NBN*、*MRE11A*、*RAD51C*、*BRIP1*、*FAM175A*、*EPCAM* 等，这些基因胚系变异导致前列腺癌发生风险提升。

参考文献

[1] ABIDA W, ARMENIA J, GOPALAN A, et al. Prospective genomic profiling of prostate cancer across disease states reveals germline and somatic alterations that may affect clinical decision making. JCO Precis Oncol, 2017, 2017: PO. 17. 00029.

[2] 中国抗癌协会泌尿男生殖系肿瘤专业委员会，中国临床肿瘤学会前列腺癌专家委员会．中国前列腺癌患者基因

检测专家共识 (2020 年版). 中国癌症杂志 , 2020, 30 (7): 551-560.
[3] SCHAEFFER E, SRINIVAS S, ANTONARAKIS ES, et al. NCCN Guidelines Insights: Prostate cancer, Version 1. 2021. J Natl Compr Canc Netw, 2021, 19 (2): 134-143.
[4] ZHAO J, SUN G, ZHU S, et al. Circulating tumour DNA reveals genetic traits of patients with intraductal carcinoma of the prostate. BJU Int, 2022, 129 (3): 345-355.
[5] BONO JD, FIZAZI K, SAAD F, et al. Central, prospective detection of homologous recombination repair gene alterations in tumour tissue from >4000 men with metastatic castration-resistant prostate cancer screened for the PROfound study. Ann Oncol, 2019, 30: v328-v329.
[6] DE BONO J, MATEO J, FIZAZI K, et al. Olaparib for metastatic castration-resistant prostate cancer. N Engl J Med, 2020, 382 (22): 2091-2102.
[7] MATEO J, CARREIRA S, SANDHU S, et al. DNA-repair defects and olaparib in metastatic prostate cancer. N Engl J Med, 2015, 373 (18): 1697-1708.
[8] ANTONARAKIS ES, LU C, WANG H, et al. AR-V7 and resistance to enzalutamide and abiraterone in prostate cancer. N Engl J Med, 2014, 371 (11): 1028-1038.
[9] ANTONARAKIS ES, LU C, LUBER B, et al. Androgen receptor splice variant 7 and efficacy of taxane chemotherapy in patients with metastatic castration-resistant prostate cancer. JAMA Oncol, 2015, 1 (5): 582-591.
[10] SCHER HI, LU D, SCHREIBER NA, et al. Association of AR-V7 on circulating tumor cells as a treatment-specific biomarker with outcomes and survival in castration-resistant prostate cancer. JAMA Oncol, 2016, 2 (11): 1441-1449.
[11] SCHER HI, GRAF RP, SCHREIBER NA, et al. Assessment of the validity of nuclear-localized androgen receptor splice variant 7 in circulating tumor cells as a predictive biomarker for castration-resistant prostate cancer. JAMA Oncol, 2018, 4 (9): 1179-1186.
[12] LIU Z, GUO H, ZHU Y, et al. TP53 alterations of hormone-naïve prostate cancer in the Chinese population. Prostate

Cancer Prostatic Dis, 2021, 24 (2): 482-491.
[13] ANNALA M, VANDEKERKHOVE G, KHALAF D, et al. Circulating tumor DNA genomics correlate with resistance to abiraterone and enzalutamide in prostate cancer. Cancer Discov, 2018, 8 (4): 444-457.
[14] DE LAERE B, OEYEN S, MAYRHOFER M, et al. TP53 outperforms other androgen receptor biomarkers to predict abiraterone or enzalutamide outcome in metastatic castration-resistant prostate cancer. Clin Cancer Res, 2019, 25 (6): 1766-1773.
[15] ULZ P, BELIC J, GRAF R, et al. Whole-genome plasma sequencing reveals focal amplifications as a driving force in metastatic prostate cancer. Nat Commun, 2016, 7: 12008.
[16] WYATT AW, ANNALA M, AGGARWAL R, et al. Concordance of circulating tumor DNA and matched metastatic tissue biopsy in prostate cancer. J Natl Cancer Inst, 2017, 109 (12): djx118.
[17] CHI KN, BARNICLE A, SIBILLA C, et al. Concordance of BRCA1, BRCA2, and ATM alterations identified in matched tumor tissue and circulating tumor DNA in men with metastatic castration-resistant prostate cancder screened in the PROfound study. Journal of Clinical Oncology, 39 (6): 26.
[18] TUKACHINSKY H, MADISON RW, CHUNG JH, et al. Genomic analysis of circulating tumor DNA in 3, 334 patients with advanced prostate cancer identifies targetable BRCA alterations and AR resistance mechanisms. Clin Cancer Res, 2021, 27 (11): 3094-3105.
[19] DONG B, FAN L, YANG B, et al. Use of circulating tumor DNA for the clinical management of metastatic castration-resistant prostate cancer: a multicenter, real-world study. J Natl Compr Canc Netw, 2021, 19 (8): 905-914.
[20] FAN L, FEI X, ZHU Y, et al. Comparative analysis of genomic alterations across castration sensitive and castration resistant prostate cancer via circulating tumor DNA sequencing. J Urol, 2021, 205 (2): 461-469.
[21] VANDEKERKHOVE G, STRUSS WJ, ANNALA M, et al. Circulating tumor DNA abundance and potential utility in *de novo* metastatic prostate cancer. Eur Urol, 2019, 75 (4): 667-675.

[22] WANG B, ZHANG S, MENG J, et al. Evaporation-induced rGO Coatings for highly sensitive and non-invasive diagnosis of prostate cancer in the PSA Gray Zone. Adv Mater, 2021, 33 (40): e2103999.
[23] GARRAWAY IP, KLAASSEN Z. Germline Testing for Prostate Cancer in 2023: Unlocking the Codes. AUA, 2023.
[24] WEI Y, WU J, GU W, et al. Germline DNA repair gene mutation landscape in Chinese prostate cancer patients. Eur Urol, 2019, 76 (3): 280-283.
[25] 吴俊龙，韦煜，曾浩，等. 249 例高危和极高危非转移性前列腺癌患者胚系基因检测结果分析与解读. 中华泌尿外科杂志，2022, 43 (7): 512-517.
[26] ZHU Y, MO M, WEI Y, et al. Epidemiology and genomics of prostate cancer in Asian men. Nat Rev Urol, 2021, 18 (5): 282-301.
[27] AU S, VILLAMIL CF, ALAGHEHBANDAN R, et al. Prostatic ductal adenocarcinoma with cribriform architecture has worse prognostic features than non-cribriform-type. Ann Diagn Pathol, 2019, 39: 59-62.
[28] ISAACSSON VELHO P, SILBERSTEIN JL, MARKOWSKI MC, et al. Intraductal/ductal histology and lymphovascular invasion are associated with germline DNA-repair gene mutations in prostate cancer. Prostate, 2018, 78 (5): 401-407.
[29] BöTTCHER R, KWELDAM CF, LIVINGSTONE J, et al. Cribriform and intraductal prostate cancer are associated with increased genomic instability and distinct genomic alterations. BMC Cancer, 2018, 18 (1): 8.
[30] EDWARDS SM, KOTE-JARAI Z, MEITZ J, et al. Two percent of men with early-onset prostate cancer harbor germline mutations in the BRCA2 gene. Am J Hum Genet, 2003, 72 (1): 1-12.
[31] VAN ASPEREN CJ, BROHET RM, MEIJERS-HEIJBOER EJ, et al. Cancer risks in BRCA2 families: Estimates for sites other than breast and ovary. J Med Genet, 2005, 42 (9): 711-719.
[32] AGALLIU I, KARLINS E, KWON EM, et al. Rare germline mutations in the BRCA2 gene are associated with early-onset prostate cancer. Br J Cancer, 2007, 97 (6): 826-831.

[33] LEONGAMORNLERT D, MAHMUD N, TYMRAKIEWICZ M, et al. Germline BRCA1 mutations increase prostate cancer risk. Br J Cancer, 2012, 106 (10): 1697-1701.

[34] THOMPSON D, EASTON DF. Cancer incidence in BRCA1 mutation carriers. J Natl Cancer Inst, 2002, 94 (18): 1358-1365.

[35] ZHU Y, WEI Y, ZENG H, et al. Inherited mutations in Chinese men with prostate cancer. J Natl Compr Canc Netw, 2021, 20 (1): 54-62.

[36] WANG Y, DAI B, YE D. CHEK2 mutation and risk of prostate cancer: A systematic review and meta-analysis. Int J Clin Exp Med, 2015, 8 (9): 15708-15715.

[37] ZHEN JT, SYED J, NGUYEN KA, et al. Genetic testing for hereditary prostate cancer: Current status and limitations. Cancer, 2018, 124 (15): 3105-3117.

[38] RYAN S, JENKINS MA, WIN AK. Risk of prostate cancer in Lynch syndrome: A systematic review and meta-analysis. Cancer Epidemiol Biomarkers Prev, 2014, 23 (3): 437-449.

[39] ROSTY C, WALSH MD, LINDOR NM, et al. High prevalence of mismatch repair deficiency in prostate cancers diagnosed in mismatch repair gene mutation carriers from the colon cancer family registry. Fam Cancer, 2014, 13 (4): 573-582.

[40] KARLSSON R, ALY M, CLEMENTS M, et al. A population-based assessment of germline HOXB13 G84E mutation and prostate cancer risk. Eur Urol, 2014, 65 (1): 169-176.

5 局限性前列腺癌的治疗

5.1 预期寿命和健康状况评估

前列腺癌个体差异性大。局限性前列腺癌只是对于癌症累及范围的定义，通过直肠指诊和磁共振等影像学检查进行临床分期，并借助穿刺活检病理结果和 PSA 能够进一步明确肿瘤的危险程度。除了疾病本身的度量，患者的预期寿命（一般状况）和健康状况评估也是疾病治疗决策中至关重要的部分，通常认为，对于预期寿命大于 10 年的患者，倾向更积极的治疗策略，预期寿命小于 10 年的患者，考虑相对保守的治疗策略[a, b]。

随着我国人口老龄化的加速，对患者进行适当的评估、根据患者的健康状况而不是年龄来调整治疗方案以及监测不良事件尤为重要[1-2]。

国际老年学会前列腺癌（SIGO PCa）工作组建议，针对老年人的治疗应基于使用 G8（老年 8）筛查工具的系统健康状况评估[c]。

【注释】

a 中国人群预期寿命相关资料参见 WHO 网站 https：//apps.who.int/gho/data/？ theme=main&vid=60340。2019 年数据中国老年男性预期寿命 70~74 岁为 11.73 年，75~79 岁为 8.65 年。

b 步态速度是一项很好的单一预测指标（从站立起步，通常步伐超过 6m）[3]。目前尚无中国人群验证数据。

c G8 评分>14 分的患者，或可逆性损害恢复后的老年患者，应作为年轻患者来接受治疗。有不可逆性损伤的体弱患者应接受适当治疗。病重的患者应仅接受姑息治疗。G8 评分<14 分的患者应接受全面的老年医学评估，因为该得分与 3 年死亡率相关，需要评估合并症、营养状况以及认知和身体功能，以确定损伤是否可逆[4]。

5.2 局限性前列腺癌的风险分层[a]

<table>
<tr><th>复发风险分层</th><th colspan="2">临床 / 病理特征</th></tr>
<tr><td>极低危</td><td colspan="2">同时具备以下特征：T_{1c}；级别 1[b]；PSA<10ng/ml；PSA 密度<0.15ng/（ml · cm^3）；阳性针数不超过 1/3 系统穿刺针数，单针肿瘤所占比例≤50%</td></tr>
<tr><td>低危</td><td colspan="2">同时具备以下特征：$T_{1\sim2a}$；级别 1；PSA<10ng/ml；并且不符合极低危组的标准</td></tr>
<tr><td rowspan="2">中危[c]</td><td rowspan="2">具备至少一个中危风险因素（IRF）且不包含高危或者极高危组的特征：
• $T_{2b\sim2c}$
• 级别 2 或 3
• PSA 10~20ng/ml</td><td>预后良好的中危人群：同时具备以下特征：具有 1 个中危风险因素（IRF）；级别 1 或 2；<50% 穿刺阳性</td></tr>
<tr><td>预后不良的中危人群：具备一个或多个以下特征：具有 2~3 个 IRF；级别 3；≥50% 穿刺阳性</td></tr>
<tr><td>高危</td><td colspan="2">不具备极高危特征并且具备至少一个高危特征：T_{3a}；或级别 4 或 5；或 PSA>20ng/ml</td></tr>
<tr><td>极高危</td><td colspan="2">至少具备以下一个特征：$T_{3b\sim4}$；主要 Gleason 评分 5 分；超过 4 处穿刺主要级别 4 或 5</td></tr>
</table>

【注释】

a 当患者被诊断为局限性前列腺癌后，应根据患者的 PSA 水平、DRE、病理分级、前列腺癌穿刺阳性针数、PSA 密度和影像学等来对前列腺癌进行风险分层，以评估癌灶的侵袭性[5]。

b 前列腺癌病理等级分组（gradegroup）：级别 1 ≤ Gleason 6，级别 2=Gleason 3+4，级别 3=Gleason 4+3，级别 4=Gleason 8，级别 5=Gleason 9~10。

c 世界卫生组织（WHO）和美国加拿大病理学年会（USCAP）均认为 Gleason 3+4 和 Gleason 4+3 的局限性前列腺癌预后存在明显的差别，据此将中危前列腺癌分为预后较好和预后较差的中危前列腺癌[6]。

5.3 极低危局限性前列腺癌的治疗

定义：同时具备以下特征：T_{1c}；级别 1；PSA<10ng/ml；阳性针数不超过 1/3 系统穿刺针数；PSA 密度<0.15ng/（ml · cm^3）。

可选方案	Ⅰ级推荐	Ⅱ级推荐	Ⅲ级推荐
初始治疗	主动监测[a]（1A 类） 前列腺癌根治术[b]（1A 类） EBRT 或近距离放疗[c]（1A 类）	观察等待[d]（1B 类）	针对前列腺的其他局部治疗[e]（3 类）

【注释】

a 对于极低危前列腺癌和预期寿命≥10 年的患者，可选主动监测。在进行二次穿刺（首次穿刺后 6~12 个月）确认极低危前列腺癌后，患者正式进入主动监测程序：建议每 3~6 个月行 PSA 检测，每 6~12 个月行 DRE 检查，每 1~3 年进行前列腺穿刺活检，有条件的单位在穿刺前可进行 mpMRI 辅助确定病灶位置。主动监测的患者，可进行 *BRAC1/2* 基因检测，阳性患者不建议进入主动监测流程[8]。在主动监测过程中，如出现 PSA 的持续进展或分期升级，应追加计划外穿刺。如 PSA 相关指标超标，分期增加，病理出现 4/5 分病灶或患者焦虑带癌生存，应转入其他积极治疗。

b 前列腺癌根治术可以是开放、腹腔镜或机器人辅助，对于预期生存>10 年的患者，可采用前列腺癌根治术。极低危患者不建议行盆腔淋巴结清扫术。

c 外放射治疗（external beam radiotherapy，EBRT）推荐影像引导（IGRT）的调强放疗（IMRT）或容积调强放疗（VMAT）方案。

d 仅针对预期寿命小于10年的无症状患者。不建议没有症状的极低危前列腺癌患者进行全身内分泌治疗。

e 前列腺的其他局部治疗包括冷冻治疗、高能聚焦超声（HIFU）治疗、不可逆电穿孔、光动力、质子刀等。

5.4 低危局限性前列腺癌的治疗

定义：同时具备以下特征，T_{1c}、级别1、PSA<10ng/ml，且不符合极低危组的标准。

可选方案	Ⅰ级推荐	Ⅱ级推荐	Ⅲ级推荐
初始治疗	主动监测[a]（1A类） 前列腺癌根治术[b]（1A类） EBRT或近距离放疗[c]（1A类）	观察等待[e]（1B类）	针对前列腺的其他局部治疗[f]（3类）
根治术后辅助治疗[*]	EBRT（术后病理有不良预后特征[d]且无淋巴结转移）（1A类） ADT（有淋巴结转移）（1A类） 观察随访（术后，无淋巴巴结转移）（1A类）[#]		

*. 辅助治疗是指术后PSA≤0.1ng/ml情况下选择的后续治疗方案，如果术后PSA>0.1ng/mL需要进入挽救性治疗。

[#]. 可随访PSA，如果PSA>0.1ng/ml，考虑早期挽救性治疗。

【注释】

a 部分低危且预期寿命≥10 年的前列腺癌患者可选主动监测[7-8]。若患者有 PSA 进展、DRE 改变或 MRI 改变，应在重复穿刺活检明确组织学改变时开始积极治疗[9]。重复活检的级别重新分类是影响治疗方案从主动监测转变为积极治疗的最常见因素。

b 前列腺癌根治术可以是开放、腹腔镜或机器人辅助，如预期生存>10 年的患者，对发生包膜外侵犯风险较低、性功能良好有保留需求的患者可行神经保留的手术。国内一项回顾性研究发现，术前穿刺阳性针数占比是否>33%（P=0.007）和穿刺病理 Gleason 评分（P=0.041）是影响临床治愈的独立危险因素[10]。

c 外放射治疗（external beam radiotherapy，EBRT）推荐影像引导（IGRT）的调强放疗（IMRT）或容积调强放疗（VMAT）方案；对于控尿功能良好的低危患者可行低剂量率（LDR）近距离放疗[11]。预防性淋巴结放疗不应常规进行，不建议没有症状的低危前列腺癌患者进行全身内分泌治疗。

d 临床 / 病理不良预后特征包括切缘阳性、精囊侵犯、包膜外侵犯或术后 PSA 可检测。

e 仅针对预期寿命小于 10 年的无症状患者[12]

f 前列腺的其他局部治疗包括冷冻治疗、高能聚焦超声（HIFU）治疗[13]等。

5.5 中危局限性前列腺癌的治疗

定义：具备至少一个中危风险因素（IRF），$T_{2b\sim2c}$、级别2或3、PSA 10~20ng/ml，且不包含高危或者极高危组的特征。

	Ⅰ级推荐	Ⅱ级推荐	Ⅲ级推荐
初始治疗	前列腺癌根治术[a]± 盆腔淋巴结清扫[b]（1A类）	EBRT不伴同期ADT（2B类）	主动监测[f]（3类） 观察等待[g]（2B类）
	EBRT± 同期4~6个月ADT（1A类）	EBRT联合近距离放疗±同期4~6个月ADT[c]（1B类） 近距离放疗[d]或针对前列腺的其他局部治疗[e]（2B类）	
根治术后辅助治疗	EBRT（术后，无淋巴结转移，但病理有不良预后特征[h]）（1A类）	随访（术后无淋巴结转移）（1B类）[&]	
	ADT（术后有淋巴结转移）（1A类）	EBRT（术后有淋巴结转移）（1B类）	

[&]. 在仔细评估不良预后特征的前提下，可考虑随访PSA，如果PSA>0.1ng/ml，考虑早期挽救性治疗。

【注释】

a 对于预期生存>10年的患者行前列腺癌根治术，手术可以是开放、腹腔镜或机器人辅助，对发生包膜外侵犯风险较低、术前评估有勃起功能的患者可行神经保留的手术。

b 如预期生存>10年的患者，对发生包膜外侵犯风险较低的患者可行神经保留的手术。可根据淋巴结转移风险选择清扫手术范围。

c 放射治疗（external beam radiotherapy，EBRT）推荐影像引导（IGRT）的调强放疗（IMRT）或容积调强放疗（VMAT）方案，包括常规分割（76~78Gy）和低分割（60Gy/20F，4周，70Gy/28F，6周）。对于预后良好的中危患者可行低剂量率（LDR）近距离放疗[11]。对控尿功能良好但预后不良的中危患者可行影像引导EBRT+LDR或高剂量率（HDR）近距离放疗，联合短程（4~6个月）ADT治疗。

d 无近期经尿道前列腺切除史且IPSS评分良好的患者，可进行近距离放射治疗[14-17]。

e 冷冻治疗、高聚焦超声治疗、不可逆电穿孔、光动力、质子刀等。

f 主动监测在极低危和低危亚洲前列腺癌患者中的使用比例为18.2%，行主动监测仍需谨慎[18]。主动监测包括每6个月测PSA；每12个月查DRE；只针对高选择的ISUP 2级患者（如GS4占比<10%，PSA<10ng/ml，≤cT_{2a}，影像学及活检显示肿瘤累及范围小），或仅有单一风险因素且影像学和活检危险程度较低的中危患者[19]且患者能接受疾病转移潜在风险有所上升[20-21]，预期寿命小于10年。ISUP 3级的患者不应进行主动监测。每12个月应考虑mpMRI；每2~3年重复活检。mpMRI发现有可疑病灶的患者中，MRI-超声融合穿刺活检可提高更高级别（级别≥2）的检出率。

g 仅针对预期寿命小于10年的无症状患者。

h 临床/病理不良预后特征包括切缘阳性、精囊侵犯、包膜外侵犯，或术后PSA下降>0.1ng/ml。

5.6 高危和极高危局限性前列腺癌的治疗

定义：

高危：不具备极高危特征并且具备至少 1 个高危特征，T_{3a}，或级别 4 或 5，或 PSA>20ng/ml。

极高危：至少具备以下 1 个特征，$T_{3b\sim4}$、主要 Gleason 评分 5 分、超过 4 处穿刺主要级别 4 或 5。

	Ⅰ级推荐	Ⅱ级推荐	Ⅲ级推荐
初始治疗	EBRT+ADT（1.5~3 年）[a]（1A 类） EBRT+ 近距离放疗 +ADT（1~3 年）（1B 类）	EBRT+ADT（2 年）+ 阿比特龙（极高危）[c]（2B 类）	观察（预期寿命≤5 年且无症状）（2B 类）
	前列腺癌根治术 + 盆腔淋巴结清扫[b]（1A 类）	姑息性 ADT 治疗[d]（LHRH 激动剂，预期寿命≤5 年且无症状）（2A 类）	
根治术后辅助治疗	ADT ± EBRT[e]（术后有淋巴结转移）	EBRT ± ADT（术后有不良病理特征[f]+ 无淋巴结转移）（1B 类）	
	EBRT（术后无淋巴结转移，有不良病理特征）（1A 类）	观察随访[g]（无淋巴结转移）（1B 类）∮	

∮. 在仔细评估不良预后特征的前提下，可考虑随访 PSA，如果 PSA>0.1ng/ml，考虑早期挽救性治疗。

【注释】

a 在高危和极高危人群中，使用影像引导（IGRT）的调强放疗（IMRT）或容积调强放疗（VMAT）76~78Gy联合2~3年的雄激素剥夺治疗（LHRH激动剂单用或LHRH激动剂+第一代抗雄激素药，如比卡鲁胺）。POP-RT研究是一项Ⅲ期、单中心的随机对照研究，结果显示，在淋巴结阴性的高危/极高危前列腺癌患者中，全盆腔放疗组（剂量为前列腺68Gy/25F，盆腔淋巴结包括髂总50Gy/25F）相较于仅前列腺放疗组（剂量为68Gy/25F），5年无生化失败生存（95.0% vs. 81.2%）及无病生存（89.5% vs. 77.2%，*P*=0.002）均更具优势，但两组患者的OS差异无统计学意义[22]。

b 对于前列腺肿瘤未固定于盆壁，且年龄较轻、身体状况较好的高危/极高危前列腺癌患者，可考虑行前列腺癌根治术+盆腔淋巴结清除术。一项纳入了300例中危或高危局限性前列腺癌患者的单中心随机前瞻性Ⅲ期研究显示，采取扩大淋巴结清扫（ePLND）和标准淋巴结清扫（PLND）的无复发生存和无转移生存并无显著差异，亚组分析提示ISUP为3~5级时ePLND组的患者有较好的无复发生存（*HR*=0.33，95% *CI* 0.14~0.74，*P*=0.007）[23]。另一项纳入了1 440例局限性前列腺癌患者的研究有相似的结论：相较于PLND，采取ePLND未能显著提高患者的无生化复发生存[24]。目前对于高危/极高危前列腺癌，淋巴结切除术目的是获得更为精确的分期信息，并指导后续治疗。盆腔淋巴结清扫包括局限性PLND（仅包括闭孔淋巴结组）、标准PLND（闭孔+髂外淋巴结组）、扩大PLND（闭孔+髂外+髂内淋巴结组）和超扩大PLND（闭孔+髂外+髂内+髂总+骶前淋巴结组）[25]。

c 对于极高危前列腺癌患者，可以在EBRT和2年的ADT中加入阿比特龙。在STAMPEDE试验中[26]，纳入$cT_{3\sim4}$、级别4或5、PSA>40ng/ml、淋巴结阴性的前列腺癌患者，EBRT和ADT基础上加用阿比特龙的总生存 *HR* 为 0.69（95% *CI* 0.49~0.96）。

d 单纯 ADT 治疗（去势手术或 LHRH 激动剂 / 拮抗剂单用）。只有在患者不愿或不能接受任何形式的局部治疗，且满足 PSA 倍增时间<12 个月、PSA>50ng/ml 或肿瘤分化差的条件时，才对这些患者采用 ADT 单一疗法。

e 根治性前列腺切除术后具有切缘阳性、$pT_{3\sim4}$、淋巴结转移等病理特征者，术后有较高的生化复发、临床进展风险和肿瘤特异性死亡率，推荐控尿恢复后接受辅助放疗。目前有 4 项随机对照研究（SWOG 8794，RTOG 22911，ARO 9602，FinnProstate Group）提供 10 年以上随访结果，显示辅助放疗可以显著提高无疾病进展生存率[27-29]和总生存率[30]。关于早期 SRT 与辅助放疗的比较，目前有 3 项 RCT 研究（RADICALS-RT 研究、RAVES 研究和 GETUG-AFU-17 研究）报道了中期结果，随访 4.9~6.25 年，早期 ART 与辅助放疗相比无疾病进展生存率差异无统计学意义，但早期 SRT 有利于显著降低 2 级以上的晚期放疗不良反应。到目前为止，没有无转移生存率或总生存率数据。在所有 3 项试验中，SRT 前 PSA 的中位数仅为 0.24ng/ml，因此，RP 后一旦 PSA 水平开始上升，就应密切追踪并考虑早期 SRT。此外，在所有 3 项试验中，RP 术后不良病理（ISUP 4~5 级和 pT_3 伴或不伴切缘阳性）的患者比例较低（10%~20%），对这部分患者辅助放疗仍然值得推荐。在获得长期随访结果数据之前，对有不良病理特征的患者，早期挽救放疗和辅助放疗均为重要治疗手段[31]。

f 不良病理特征包括切缘阳性、精囊腺侵犯或突破前列腺包膜。

g 初始治疗后的前 5 年每 3 个月查一次 PSA，5 年以后每年查一次 PSA。直肠指检每年查一次。

5.7 区域淋巴结转移前列腺癌的治疗

定义：区域淋巴结转移（任何 T，N_1，M_0）。

	Ⅰ级推荐	Ⅱ级推荐	Ⅲ级推荐
初始治疗	前列腺癌根治术 + 盆腔淋巴结清扫[a]（2A 类）	EBRT+ADT（2~3 年）（1B 类）	观察（预期寿命≤5 年且无症状）（2B 类）
	ADT（2~3 年）+EBRT[b]（2A 类）	EBRT+ADT+ 阿比特龙[c]（1B 类）	
	ADT（2A 类）		
辅助治疗	ADT[d]（1B 类） ADT+EBRT[e]（2A 类）		

【注释】

a 尚未明确前列腺癌根治术相比外放射治疗联合 ADT 在局部晚期前列腺癌患者的抗肿瘤等效性，目前一项前瞻性Ⅲ期随机对照研究（RCT 研究）（SPCG-15）对比前列腺癌根治术（± 辅助或挽救性外放疗）与一线外放疗联合 ADT 在 T_3 局部晚期前列腺癌的临床试验正在招募中。如手术中见可疑淋巴结阳性（术前评估 cN_0），则手术应继续进行，以确保生存获益。有限的证据表明，RP+RLND 对于淋巴结阳性患者是有获益的，仅限于预期寿命＞10 年和可切除病灶的患者。

b 局部晚期前列腺癌中，RCT 研究证实长期 ADT 联合放疗相比单独放疗可显著延长患者总生存期。但在 cN_+ 患者中，放疗联合 ADT 疗效优于单纯 ADT 的证据主要来源于回顾性临床研究。STAMPEDE 研究的亚组分析显示，放疗显著改善了 cN_+M_0 患者的 2 年无失败生存率（89% vs. 64%）[32]。

c 对于接受前列腺和盆腔淋巴结放疗伴区域淋巴结转移的患者，可考虑使用阿比特龙联合 ADT 治疗 2 年。

d 对于 cN_1 患者 RP 或 RT 后建议给予长期 ADT 辅助治疗。对于初始治疗选择了根治性手术的区域淋巴结转移患者，EORTC 30891 研究回答了延迟使用 ADT 的问题。比较了局部晚期前列腺癌患者单独使用 ADT 的有效性。然而，在无疾病生存期或无症状生存期未观察到差异，提示生存获益存疑。在局部晚期 $T_{3\sim4}M_0$ 期、不适宜手术或前列腺根治术的患者，立即使用 ADT 在 PSA>50ng/ml，PSA-DT<12 个月或伴临床症状的患者可能获益[33]。

e 一项回顾性多中心队列研究结果显示，对前列腺根治术后 pN_1 的前列腺癌患者采用放疗联合辅助治疗（无论 PSA 水平，手术后 6 个月内）或持续 ADT 进行治疗，似乎对前列腺癌 pN_1 的前列腺癌患者进行最大局部控制是有益的。该获益可能与 pN_1 患者的肿瘤特征高度相关。目前暂缺单独外放射辅助治疗（不联合 ADT）的数据。

参考文献

[1] ZHU Y, MO M, WEI Y, et al. Epidemiology and genomics of prostate cancer in Asian men. Nat Rev Urol, 2021, 18 (5): 282-301.

[2] BOYLE HJ, ALIBHAI S, DECOSTER L, et al. Updated recommendations of the International Society of Geriatric Oncology on prostate cancer management in older patients. Eur J Cancer, 2019, 116: 116-136.

[3] STUDENSKI S, PERERA S, PATEL K, et al. Gait speed and survival in older adults. JAMA, 2011, 305 (1): 50-58.

[4] SOUBEYRAN P, BELLERA C, GOYARD J, et al. Screening for vulnerability in older cancer patients: The ONCODAGE Prospective Multicenter Cohort Study. PLoS One, 2014, 9 (12): e115060.

[5] EPSTEIN JI, WALSH PC, CARMICHAEL M, et al. Pathologic and clinical findings to predict tumor extent of nonpalpable (stage T1c) prostate cancer. JAMA, 1994, 271 (5): 368-374.

[6] SANDA MG, CADEDDU JA, KIRKBY E, et al. Clinically localized prostate cancer: AUA/ASTRO/SUO Guideline, part Ⅰ: Risk stratification, shared decision making, and care options. J Urol, 2018, 199 (3): 683-690.

[7] THOMSEN FB, BRASSO K, KLOTZ LH, et al. Active surveillance for clinically localized prostate cancer: A systematic review. J Surg Oncol, 2014, 109 (8): 830-835.

[8] KLOTZ L, VESPRINI D, SETHUKAVALAN P, et al. Long-term follow-up of a large active surveillance cohort of patients with prostate cancer. J Clin Oncol, 2015, 33 (3): 272-277.

[9] BRUINSMA SM, ROOBOL MJ, CARROLL PR, et al. Expert consensus document: Semantics in active surveillance for men with localized prostate cancer: Results of a modified Delphi consensus procedure. Nat Rev Urol, 2017, 14 (5): 312-322.

[10] 范宇，叶林・木拉提，梁磊，等．根治性前列腺切除术后影响患者临床治愈和生化复发的危险因素分析．中华泌尿外科杂志，2021, 42 (9): 644-649.
[11] KING MT, KEYES M, FRANK SJ, et al. Low dose rate brachytherapy for primary treatment of localized prostate cancer: A systemic review and executive summary of an evidence-based consensus statement. Brachytherapy, 2021, 20 (6): 1114-1129.
[12] WILT TJ, JONES KM, BARRY MJ, et al. Follow-up of prostatectomy versus observation for early prostate cancer. N Engl J Med, 2017, 377 (2): 132-142.
[13] O'CONNOR LP, RAMEDANI S, DANESHVAR M, et al. Future perspective of focal therapy for localized prostate cancer. Asian J Urol, 2021, 8 (4): 354-361.
[14] LE H, ROJAS A, ALONZI R, et al. The influence of prostate volume on outcome after high-dose-rate brachytherapy alone for localized prostate cancer. Int J Radiat Oncol Biol Phys, 2013, 87 (2): 270-274.
[15] SALEMBIER C, HENRY A, PIETERS BR, et al. A history of transurethral resection of the prostate should not be a contra-indication for low-dose-rate (125) I prostate brachytherapy: Results of a prospective Uro-GEC phase- Ⅱ trial. J Contemp Brachytherapy, 2020, 12 (1): 1-5.
[16] SALEMBIER C, RIJNDERS A, HENRY A, et al. Prospective multi-center dosimetry study of low-dose Iodine-125 prostate brachytherapy performed after transurethral resection. J Contemp Brachytherapy, 2013, 5 (2): 63-69.
[17] STONE NN, STOCK RG. Prostate brachytherapy in men with gland volume of 100cc or greater: Technique, cancer control, and morbidity. Brachytherapy, 2013, 12 (3): 217-221.
[18] ZHU Y, MO M, WEI Y, et al. Epidemiology and genomics of prostate cancer in Asian men. Nat Rev Urol, 2021, 18 (5): 282-301.
[19] ENIKEEV D, MOROZOV A, TARATKIN M, et al. Active surveillance for intermediate-risk prostate cancer: Systematic review and meta-analysis of current protocols and outcomes. Clin Genitourin Cancer, 2020, 18 (6):

e739-e753.
[20] HAMDY FC, DONOVAN JL, LANE JA, et al. 10-Year outcomes after monitoring, surgery, or radiotherapy for localized prostate cancer. N Engl J Med, 2016, 375 (15): 1415-1424.
[21] CHEN RC, RUMBLE RB, LOBLAW DA, et al. Active surveillance for the management of localized prostate cancer (Cancer Care Ontario Guideline): American Society of Clinical Oncology Clinical Practice Guideline Endorsement. J Clin Oncol, 2016, 34 (18): 2182-2190.
[22] MURTHY V, MAITRE P, KANNAN S, et al. Prostate-only versus whole-pelvic radiation therapy in high-risk and very high-risk prostate cancer (POP-RT): Outcomes from phase Ⅲ randomized controlled trial. J Clin Oncol, 2021, 39 (11): 1234-1242.
[23] LESTINGI J, GUGLIELMETTI GB, TRINH QD, et al. Extended versus limited pelvic lymph node dissection during radical prostatectomy for intermediate-and high-risk prostate cancer: Early oncological outcomes from a randomized phase 3 trial. Eur Urol, 2021, 79 (5): 595-604.
[24] TOUIJER KA, SJOBERG DD, BENFANTE N, et al. Limited versus extended pelvic lymph node dissection for prostate cancer: A randomized clinical trial. Eur Urol Oncol, 2021, 4 (4): 532-539.
[25] FOSSATI N, WILLEMSE PM, VAN DEN BROECK T, et al. The benefits and harms of different extents of lymph node dissection during radical prostatectomy for prostate cancer: A systematic review. Eur Urol, 2017, 72 (1): 84-109.
[26] JAMES ND, DE BONO JS, SPEARS MR, et al. Abiraterone for prostate cancer not previously treated with hormone therapy. N Engl J Med, 2017, 377 (4): 338-351.
[27] THOMPSON IM, TANGEN CM, PARADELO J, et al. Adjuvant radiotherapy for pathological T3N0M0 prostate cancer significantly reduces risk of metastases and improves survival: Long-term followup of a randomized clinical trial. J Urol, 2009, 181 (3): 956-962.

[28] BOLLA M, VAN POPPEL H, TOMBAL B, et al. Postoperative radiotherapy after radical prostatectomy for high-risk prostate cancer: Long-term results of a randomised controlled trial (EORTC trial 22911). Lancet, 2012, 380 (9858): 2018-2027.

[29] WIEGEL T, BARTKOWIAK D, BOTTKE D, et al. Adjuvant radiotherapy versus wait-and-see after radical prostatectomy: 10-year follow-up of the ARO 96-02/AUO AP 09/95 trial. Eur Urol, 2014, 66 (2): 243-250.

[30] LOTT F. Editorial comment: Randomised trial of adjuvant radiotherapy following radical pros-tatectomy versus radical prostatectomy alone in prostate cancer patients with positive margins or extracapsular extension. Int Braz J Urol, 2020, 46 (5): 855-856.

[31] VALE CL, FISHER D, KNEEBONE A, et al. Adjuvant or early salvage radiotherapy for the treatment of localised and locally advanced prostate cancer: A prospectively planned systematic review and meta-analysis of aggregate data. Lancet, 2020, 396 (10260): 1422-1431.

[32] JAMES ND, SPEARS MR, CLARKE NW, et al. Failure-free survival and radiotherapy in patients with newly diagnosed nonmetastatic prostate cancer: Data from patients in the control arm of the STAMPEDE Trial. JAMA Oncol, 2016, 2 (3): 348-357.

[33] BRIGANTI A, KARNES RJ, DA POZZO LF, et al. Combination of adjuvant hormonal and radiation therapy significantly prolongs survival of patients with pT2-4 pN+ prostate cancer: Results of a matched analysis. Eur Urol, 2011, 59 (5): 832-840.

6　前列腺癌治愈性治疗后复发的诊疗

6.1 前列腺癌根治术后复发的诊疗

前列腺癌根治术后复发的检查及评估[a]

Ⅰ级推荐	Ⅱ级推荐	Ⅲ级推荐
PSADT[b]（1A 类） 前列腺瘤床穿刺活检（若影像学提示局部复发）（2A 类） 原发灶病理会诊[c]（2A 类）	腹部 / 盆腔 CT[d] 或 MRI[e]（1B 类） 骨扫描[f]（1B 类） 胸部 CT（1B 类） PSMA PET/CT[g]（1B 类） 胆碱 PET/CT[h]（1B 类）	

【注释】

a 根治术术后生化复发定义：一般将前列腺癌根治术后，影像学检查阴性的前提下，连续两次或两次以上检测到 PSA≥0.2ng/ml 定义为生化复发的标准。部分学者认为将 PSA 基准值提高到 0.4ng/ml 可以更好地提示远处转移的风险[1-2]。国内一项分析了 890 例行前列腺癌根治术患者生化复发危险因素的回顾性研究显示，1、5、10 年的无生化复发生存率分别为 98.1%，83.1%，68.4%。多因素分析显示，术后是否达到临床治愈（P=0.001）和术后病理分期（P<0.001）是生化复发的独立危险因素[3]。

b PSADT（PSA 倍增时间）是指 PSA 水平倍增所需的时间。PSADT 是发生前列腺癌转移的风险预测因子，更快的 PSADT 与更短的转移时间有关。前列腺癌根治术后生化复发的风险分层：低危 PSADT>1 年，ISUP 分级<4 级；高危 PSADT<1 年，ISUP 分级 4~5 级[4]。MSKCC 的 PSA-DT 计算器是目前应用最广泛的工具之一 https：//www.mskcc.org/nomograms/prostate/psa_doubling_time。

c 确认复发转移后对原发灶的病理情况确诊及必要时进行病理会诊十分重要。特别是既往肿瘤 Gleason 评分，切缘等状态未知，并进一步明确是否有神经内分泌分化等特殊病理类型，并推荐对复发转移患者进行转移灶活检明确病变性质。

d 由于生化复发患者进展至临床转移需 7~8 年，无症状患者的骨扫描和腹部 / 盆腔 CT 阳性率很低[5]。

e 多参数 MRI 是目前定位局部复发的最佳手段，可引导前列腺穿刺活检及后续的局部挽救性治疗[7]。

f 对于生化复发患者，当 PSA<7ng/ml 时，骨扫描阳性率不足 5%。对 PSADT≤8 个月的患者，可增加骨扫描次数。但骨扫描可能存在闪烁现象即假阳性的摄取增高的病灶，应结合患者 PSA、症状等综合考虑[6]。

g 在存在持续性 PSA 可测到的情况下，大多数患者已经有盆腔淋巴结转移或远处转移，这可以支持 PSMA PET/CT 成像在指导（挽救）治疗策略中的作用[8]，因此推荐在适合治愈性挽救治疗的患者中进行 PSMA PET/CT。

h 胆碱 PET/CT 检测骨转移的灵敏度优于骨扫描，但依赖于 PSA 水平和动力学。对于淋巴结转移灵敏度不高。仅适用于后续适合局部治疗的患者。如果 PSA 水平>0.2ng/ml，并且结果会影响后续治疗决策，可行 PSMA PET/CT 检查。如果无法使用 PSMA PET/CT，并且 PSA 水平>1ng/ml 会影响后续治疗决策，可行胆碱 PET/CT[9]。当临床上高度怀疑有骨转移时，如条件允许可直接行 ^{18}F- 氟化钠或 ^{11}C- 胆碱 PET/CT 或 PET/MRI 评估，而不必先做骨扫描检查[10]。

前列腺癌根治术后复发的治疗

	分层	Ⅰ级推荐	Ⅱ级推荐	Ⅲ级推荐
适合局部治疗	生化复发 / 局部复发	挽救性放疗[a]（1A 类） 挽救性放射治疗联合内分泌治疗[b]（1A 类）	ADT 治疗[c]（2A 类） ADT+ 恩扎卢胺[d]（2A 类） 观察随访[e]（2A 类）	挽救性淋巴结清扫[f]+ ADT 治疗（3 类）
	远处转移		全身治疗[g]（1B 类）	
			转移灶放疗[h]（2A 类）	
不适合局部治疗	后续治疗	经过挽救治疗的患者出现疾病进展，其后续治疗具体参见“7 转移性激素敏感性前列腺癌的诊疗”；经过治疗后睾酮始终处于去势水平的患者出现疾病进展，后续治疗具体参见“8.2 转移性去势抵抗性前列腺癌的诊疗”		

【注释】

a　前列腺癌根治术后生化复发，早期行放疗可给予患者治愈机会。对 PSA 从检测不到的范围开始连续出现两次 PSA 上升的患者，应尽早提供挽救性放疗（SRT），不以影像学检查发现局部病灶为前提，推迟放疗将损失瘤控[11]。一旦做出 SRT 的决定，请勿等待 PSA 达到阈值或影像学检查发现局部病灶才开始治疗，应尽快给予至少 64Gy 的剂量[12]。推荐影像引导的调强放疗以最大限度降低放疗不良反应。

b 根据 RTOG 9601 临床研究，在 SRT 基础上加用 2 年比卡鲁胺（150mg，每日一次）抗雄治疗可以延长疾病特异生存期和总生存期[13]。根据 GETUG-AFU 16 临床试验结果，在 SRT 基础上加用 6 个月 GnRH 类似物可以显著延长患者改善 10 年生化无进展生存、无转移生存率[14]。根据 McGill 0913 研究，SRT 联合 2 年 LHRH 激动剂可使患者有较好的 5 年 PFS 获益[15]。在 SPPORT 研究中[16]，瘤床 SRT、瘤床 SRT+4~6 个月 ADT、瘤床及盆腔淋巴结区域 SRT+4~6 个月 ADT 三组的 5 年无疾病进展生存率分别为 70.9%、81.3% 和 87.4%。是否需联合内分泌治疗、具体药物及用药时间仍无定论，但总体而言，具有高侵袭性肿瘤的患者获益更多（$pT_{3/4}$ 且 ISUP 分级>4 级，或 $pT_{3/4}$ 且挽救性放疗时 PSA>0.4ng/ml）。

c 对于存在放疗禁忌，前列腺癌术后尿控无法恢复或不愿意接受放疗患者，也可单独使用 ADT 治疗。早期单用 ADT 治疗用于疾病进展风险较高的人群，对于 PSA-DT>12 个月的生化复发 / 局部复发患者，不推荐 ADT 治疗。

d EMBARK 研究提示[17]：对于前列腺癌根治术后 PSA ≥ 1ng/ml 或根治性放疗后 PSA 最低值 ≥ 2ng/ml，PSA 倍增时间（PSADT）≤ 9 个月且影像学证实无转移的高危生化复发前列腺癌患者。随机分为 ADT+ 恩扎卢胺、ADT 单药、恩扎卢胺单药组。中位随访 5 年，恩扎卢胺联合 ADT 与 ADT 单药治疗相比，MFS 显著改善（*HR*=0.42，95% *CI* 0.31~0.61，*P*<0.000 1），两组均未达到 MFS 中位数。亚组分析表明，无论 PSADT、基线年龄、PSA 水平、既往是否接受过激素治疗或手术治疗，联合治疗均显示出获益。同时联合治疗组也显示出 OS 改善（*HR*=0.59，95% *CI* 0.38~0.90，*P*=0.014 2），但 OS 结果尚不成熟，联合治疗组未观察到新的安全性事件。与

ADT 单药组相比，恩扎卢胺单药组延长 MFS（HR=0.63，95% CI 0.46~0.87，P<0.004 9）。三组在第 36 周时 PSA<0.2ng/ml 患者分别有 91%、86%、68%，ADT+ 恩扎卢胺联合治疗组观察到更显著的睾酮抑制作用。

e 对于低危患者，预期寿命小于 10 年或拒绝接受挽救性治疗的患者，可观察随访。

f 目前对于前列腺癌根治术后局部淋巴结转移，行挽救性淋巴结清扫术的研究主要是回顾性的。据报道，10 年的无临床复发和无生化复发率仅为 31% 和 11%。因此，挽救性淋巴结清扫术仅仅为后续综合治疗的一部分，建议联合 ADT 等系统治疗[18]。

g 具体详见转移性前列腺癌的诊疗章节。

h 对于承重骨或存在症状的骨转移病灶，可行姑息性放疗，单次 8Gy 可有效缓解症状；对于寡转移患者可以临床试验的形式对转移灶行 SBRT 治疗。STOMP 研究提示寡转移灶 SBRT 延缓前列腺癌患者需要 ADT 时间，但不改善总生存率[19]；ORIOLE 研究提示寡转移灶 SBRT 延长前列腺癌患者无疾病进展生存率、无再发转移生存率，但尚缺乏总体生存率的数据[20]。一项来自英国的迄今为止规模最大的针对寡转移灶放疗的研究，在 17 家中心共纳入了 1 422 例有确诊的原发性癌（不包括血液系统恶性肿瘤），合并 1~3 个颅外转移灶，且从原发性肿瘤发展到转移的无病生存时间>6 个月的患者，其中最常见的原发肿瘤为前列腺癌，共 406 例（28.6%）。结果显示：1 年总体生存率为 92.3%，2 年总体生存率为 79.2%，而前列腺癌组的 2 年生存率为 94.6%。最常见的 3 级不良事件是疲劳（2.0%），最常见的严重（4 级）不良事件是肝酶升高（0.6%）。该研究提示，针对颅外寡转移灶的放疗是有效且安全的[21]。

6.2 前列腺癌根治性放疗后复发的诊疗

前列腺癌根治性放疗后复发的检查及评估

分层	Ⅰ级推荐	Ⅱ级推荐	Ⅲ级推荐
适合局部治疗[a]	PSADT（1A 类） 前列腺 MRI（1A 类） TRUS 穿刺活检[b]（2A 类）	腹部 / 盆腔 CT 或 MRI（1B 类） 骨扫描（1B 类） 胸部 CT（1B 类） PSMA PET/CT（1B 类）	
不适合局部治疗		PSMA PET/CT（1B 类） 骨扫描（1B 类）	

【注释】

a 适合局部治疗的定义：初始临床分期 $T_{1\sim2}$，穿刺活检 ISUP 分级 ≤ 3 级，N_0；预期寿命>10 年（预期寿命的评估，参见“5.1 预期寿命和健康状况评估”）；PSA<10ng/ml。根治性放疗后生化复发定义：根治性放疗后无论是否接受内分泌治疗，PSA 较最低值升高 2ng/ml。

b 穿刺活检是否阳性是根治性放疗术后生化复发的患者主要的预后因素，由于局部挽救性治疗的并发症发生率较高，在治疗前获得病理证据很有必要。

前列腺癌根治性放疗后复发的治疗

	分层	Ⅰ级推荐	Ⅱ级推荐	Ⅲ级推荐
适合局部治疗	TRUS 穿刺活检阳性，无远处转移证据	观察随访[a]（1A 类）	挽救性前列腺切除 ± 盆腔淋巴结清扫术[b]（2A 类） 近距离放疗[c]（2B 类）	冷冻治疗[d]（3 类） 高能聚焦超声[e]（3 类）
	TRUS 穿刺活检阴性，无远处转移证据	观察随访（1A 类）		
	有远处转移证据	全身治疗[f]（1A 类）		
不适合局部治疗			ADT 治疗[g]（1B 类） 观察随访（1B 类） ADT+ 恩扎卢胺[h]（2A 类）	

【注释】

a 对于低危患者，在出现明显的转移性疾病之前，都可以进行观察。而预期寿命不足 10 年或不愿接受挽救治疗的患者也可以进行观察。

b 相比其他治疗手段，挽救性前列腺切除是其中历史最悠久、最有可能达到局部控制的手段。然而，施行挽救性前列腺切除时必须要考虑到其并发症发生率较高，如尿失禁发生率为 21%~90%，几乎所有患者都出现了勃起功能障碍[22]，因此对患者的选择应慎重。该治疗适用于合并症少、预期寿命>10 年、复发后 PSA<10ng/ml、活检病理 ISUP 分级≤2/3 级、无淋巴结或远处转移、最初临床分期 T_1 或 T_2 期的患者，并且应在有经验的中心开展。

c 在一项系统回顾分析中，共有 16 项研究（4 项前瞻性研究）和 32 项研究（2 项前瞻性研究）分别评估了挽救性 HDR 和 LDR 的疗效。挽救性 HDR 和 LDR 治疗的 5 年无 BCR 生存率分别为 60% 和 56%。与 RP 或 HIFU 相比，近距离放疗技术发生严重泌尿生殖系统毒性率较低，约为 8%；而严重的胃肠道毒性的发生率非常低，HDR 和 LDR 分别为 0% 和 1.8%。高剂量率或 LDR 近距离放疗是一种安全有效的治疗选择。但已发表的系列报道规模较小，这种治疗应该在经验丰富的中心进行[23]。

d 前列腺冷冻治疗适用于合并症少、预期寿命>10 年、复发后 PSA<10ng/ml、活检病理 ISUP 分级≤2/3 级、无淋巴结或远处转移、最初临床分期 T_1 或 T_2 期、PSA-DT>16 个月的患者。国内研究表明，根治性放疗后复发的患者采取冷冻治疗，第 1、3、5 年的无生化复发生存率分别为 95.3%、72.4% 和 46.5%，直肠尿道瘘、尿潴留和尿失禁的发生率分别为 3.3%、6.6% 和 5.5%[24]。

e 目前高能聚焦超声治疗的大部分研究数据都来自单中心，且随访时间中位数尚短，结局评价也不够标准化。重要并发症的发生率与其他挽救性治疗大致相同[25]。

f 详见转移性前列腺癌的诊疗章节。

g 对于 PSA-DT>12 个月的生化复发 / 局部复发患者，不推荐 ADT 治疗。

h EMBARK 研究提示[17]：对于前列腺癌根治术后 PSA ≥ 1ng/ml 或根治性放疗后 PSA 最低值 ≥ 2ng/ml，PSA 倍增时间（PSADT）≤ 9 个月且影像学证实无转移的高危生化复发前列腺癌患者。随机分为 ADT+ 恩扎卢胺、ADT 单药、恩扎卢胺单药组。随访时间中位数为 5 年，恩扎卢胺联合 ADT 与 ADT 单药治疗相比，MFS 显著改善（HR=0.42，95% CI 0.31~0.61，P<0.000 1），两组均未达到 MFS 中位数。亚组分析表明，无论 PSADT、基线年龄、PSA 水平、既往是否接受过激素治疗或手术治疗，联合治疗均显示出获益。同时联合治疗组也显示出 OS 改善（HR=0.59，95% CI 0.38~0.90，P=0.014 2），但 OS 结果尚不成熟，联合治疗组未观察到新的安全性事件。与 ADT 单药组相比，恩扎卢胺单药组延长 MFS（HR=0.63，95% CI 0.46~0.87，P<0.004 9）。三组在第 36 周时 PSA<0.2ng/ml 患者分别有 91%、86%、68%，ADT+ 恩扎卢胺联合治疗组观察到更显著的睾酮抑制作用。

参考文献

[1] STEPHENSON AJ, KATTAN MW, EASTHAMET JA, et al. Defining biochemical recurrence of prostate cancer after radical prostatectomy: A proposal for a standardized definition. J Clin Oncol, 2006, 24 (24): 3973-3978.

[2] BOCCON-GIBOD L, DJAVAN WB, HAMMERER P, et al. Management of prostate-specific antigen relapse in prostate cancer: A European Consensus. Int J Clin Pract, 2004, 58 (4): 382-390.

[3] 范宇，叶林·木拉提，梁磊，等. 根治性前列腺切除术后影响患者临床治愈和生化复发的危险因素分析. 中华泌尿外科杂志，2021, 42 (9): 644-649.

[4] TILKI D, PREISSER F, GRAEFEN M, et al. External validation of the European Association of Urology Biochemical Recurrence Risk Groups to predict metastasis and mortality after radical prostatectomy in a European Cohort. Eur Urol, 2019, 75 (6): 896-900.

[5] ROUVIÈRE O, VITRY T, LYONNET D. Imaging of prostate cancer local recurrences: Why and how? . Eur Radiol, 2010, 20 (5): 1254-1266.

[6] GOMEZ P, MANOHARAN M, KIMET SS, et al. Radionuclide bone scintigraphy in patients with biochemical recurrence after radical prostatectomy: When is it indicated? . BJU Int, 2004, 94 (3): 299-302.

[7] ALONZO F, MELODELIMA C, BRATAN F, et al. Detection of locally radio-recurrent prostate cancer at multiparametric MRI: Can dynamic contrast-enhanced imaging be omitted? . Diagn Interv Imaging, 2016, 97 (4): 433-441.

[8] MEIJER D, DONSWIJK ML, BODAR YJL, et al. Biochemical persistence of prostate-specific antigen after robot-assisted laparoscopic radical prostatectomy: Tumor localizations using PSMA PET/CT imaging. J Nucl Med, 2021, 62 (7): 961-967.

[9] MENA E, LINDENBERG ML, SHIH JH, et al. Clinical impact of PSMA-based ^{18}F-DCFBC PET/CT imaging in patients with biochemically recurrent prostate cancer after primary local therapy. Eur J Nucl Med Mol Imaging, 2018, 45 (1): 4-11.

[10] BEHESHTI M, VALI R, WALDENBERGER P, et al. Detection of bone metastases in patients with prostate cancer by ^{18}F fluorocholine and ^{18}F-fluoride PET/CT: A comparative study. Eur J Nucl Med Mol Imaging, 2008, 35 (10): 1766-1774.

[11] 刘洋，文凤，沈亚丽，等．根治性前列腺切除术后挽救性放疗的预后分析．中华泌尿外科杂志，2021, 42 (9): 650-655.

[12] BARTKOWIAK D, THAMM R, BOTTKE D, et al. Prostate-specific antigen after salvage radiotherapy for post-prostatectomy biochemical recurrence predicts long-term outcome including overall survival. Acta Oncol, 2018, 57 (3): 362-367.

[13] SHIPLEY WU, SEIFERHELD W, LUKKA HR, et al. Radiation with or without antiandrogen therapy in recurrent prostate cancer. N Engl J Med, 2017, 376 (5): 417-428.

[14] CARRIE C, HASBINI A, DE LAROCHE G, et al. Salvage radiotherapy with or without short-term hormone therapy for rising prostate-specific antigen concentration after radical prostatectomy (GETUG-AFU 16): A randomised, multicentre, open-label phase 3 trial. Lancet Oncol, 2016, 17 (6): 747-756.

[15] KUCHARCZYK MJ, TSUI JMG, KHOSROW-KHAVAR F, et al. Combined long-term androgen deprivation and pelvic radiotherapy in the post-operative management of pathologically defined high-risk prostate cancer patients: Results of the prospective phase Ⅱ McGill 0913 Study. Front Oncol, 2020, 10: 312.

[16] POLLACK A, KARRISON TG, BALOGH AG, et al. The addition of androgen deprivation therapy and pelvic lymph node treatment to prostate bed salvage radiotherapy (NRG Oncology/RTOG 0534 SPPORT): An international, multicentre, randomised phase 3 trial. Lancet, 2022, 399 (10338): 1886-1901.

[17] SHORE ND, DE ALMEIDA LUZ M, DE GIORGI U, et al. LBA02-09 EMBARK: A phase 3 ran-domized study of enzalutamide or placebo plus leuprolide acetate and enzalutamide monotherapy in high-risk biochemically recurrent prostate cancer.J Urol，2023，209（Supplement 4）：e1190.
[18] BRAVI CA, FOSSATI N, GANDAGLIA G, et al. Long-term outcomes of salvage lymph node dissection for nodal recurrence of prostate cancer after radical prostatectomy: Not as good as previously thought. Eur Urol, 2020, 78 (5): 661-669.
[19] OST P, REYNDERS D, DECAESTECKER K, et al. Surveillance or metastasis-directed therapy for oligometastatic prostate cancer recurrence: A prospective, randomized, multicenter phase Ⅱ trial. J Clin Oncol, 2018, 36 (5): 446-453.
[20] PHILLIPS R, SHI WY, DEEK M, et al. Outcomes of observation vs stereotactic ablative radiation for oligometastatic prostate cancer: The ORIOLE phase 2 randomized clinical trial. JAMA Oncol, 2020, 6 (5): 650-659.
[21] CHALKIDOU A, MACMILLAN T, GRZEDA MT, et al. Stereotactic ablative body radiotherapy in patients with oligometastatic cancers: A prospective, registry-based, single-arm, observational, evaluation study. Lancet Oncol, 2021, 22 (1): 98-106.
[22] CHADE DC, EASTHAM J, GRAEFEN M, et al. Cancer control and functional outcomes of salvage radical prostatectomy for radiation-recurrent prostate cancer: A systematic review of the literature. Eur Urol, 2012, 61 (5): 961-971.
[23] VALLE LF, LEHRER EJ, MARKOVIC D, et al. A systematic review and meta-analysis of local salvage therapies after radiotherapy for prostate cancer (MASTER). Eur Urol, 2021, 80 (3): 280-292.
[24] LI YH, ELSHAFEI A, AGARWAL G, et al. Salvage focal prostate cryoablation for locally recurrent prostate cancer after radiotherapy: Initial results from the cryo on-line data registry. Prostate, 2015, 75 (1): 1-7.
[25] GELET A, CHAPELON JY, POISSONNIER L, et al. Local recurrence of prostate cancer after external beam radiotherapy: Early experience of salvage therapy using high-intensity focused ultrasonography. Urology, 2004, 63 (4): 625-629.

7 转移性激素敏感性前列腺癌的诊疗

7.1 转移性激素敏感性前列腺癌的检查及评估

	基本原则
一般状况评估	既往史 家族史[a] PSA 检查[b] 血液学评估 评估主要脏器功能（脑、肺、肝、肾、心脏）[c] 直肠指检
确诊检查	前列腺穿刺病理活检 转移灶病理活检[d]
其他辅助检查	骨扫描[e] MRI、CT[f] 腹部超声 PET/CT[g]

【注释】

a 有明确肿瘤家族史或存在已知的家族遗传性DNA修复基因异常，特别是存在*BRCA2*突变或林奇综合征（家族史是指在同系家属中具有多名包括胆管癌、乳腺癌、胰腺癌、前列腺癌、卵巢癌、结直肠癌、子宫内膜癌、胃癌、肾癌、黑色素瘤、小肠癌以及尿路上皮癌患者，特别是确诊年龄≤50岁的患者）。

b PSA每3个月复查一次以及时确认疾病状态，调整治疗方案。根据SWOG9346研究，内分泌治疗7个月后的PSA水平可以将患者区分为3个不同预后组：① PSA<0.2ng/ml，生存时间中位数为75个月；② PSA>0.2ng/ml且<4ng/ml，生存时间中位数为44个月；③ PSA>4ng/ml，生存时间中位数为13个月[1]。

c 预期进行化疗或者醋酸阿比特龙治疗、高龄或既往有高血压、冠心病等心脑血管疾病史的患者，均应在接受全身治疗前进行脑功能、心功能、肺功能、肝肾功能等重要脏器的功能评估。

d 前列腺癌的病理诊断以前列腺腺泡腺癌最常见，其他类型的前列腺肿瘤还包括导管内癌、导管腺癌、肉瘤、鳞癌、小细胞癌、尿路上皮癌、基底细胞癌等。研究表明，前列腺导管内癌与患者不良预后相关[2]。在发生去势抵抗前列腺癌（CRPC）后，若怀疑患者存在神经内分泌分化，还可对复发转移灶或者原发灶进行二次活检以帮助确诊。

e 骨扫描有利于评估骨转移程度和全身治疗的疗效。注意：若患者在全身治疗后的骨扫描中发现新发病灶，但PSA下降或者软组织病灶缓解，建议在8~12周后复查骨扫描，以排除“闪烁”现象或者成骨愈合反应。骨扫描的“闪烁”现象比较常见，特别是初次使用LHRH激动剂或者更换新型内分泌药物（例如恩扎卢胺或者醋酸阿比特龙）。

f CT/MRI 可提供解剖学的高分辨率影像结果，对于评估内脏转移、软组织转移、转移灶生物学活性有一定优势。

g 相较于胆碱 PET/CT，^{18}F- 氟化钠 PET/CT 对于淋巴结及内脏转移的诊断能力不足[3]。当 PSA 处于低值时，PSMA PET/CT 对于前列腺癌复发的辨识度高，可用于疗效评估[4]。

7.2 转移性激素敏感性前列腺癌的治疗选择

定义：发现转移时尚未行内分泌治疗的晚期前列腺癌。

转移性激素敏感性前列腺癌的分层 a
高瘤负荷转移性激素敏感性前列腺癌
低瘤负荷转移性激素敏感性前列腺癌

【注释】

a 根据 CHAARTED 研究将转移性激素敏感性前列腺癌分为高瘤负荷和低瘤负荷。高瘤负荷的定义：出现 ≥4 个骨转移灶（其中 ≥1 个骨转移位于盆腔或脊柱以外）或出现内脏转移；不含以上因素则定义为低瘤负荷。病灶的数目和位置由常规影像学来确定；目前，仅由 PET 成像定义的转移不应被用来排除患者接受原发肿瘤的治疗[5]。

低瘤负荷转移性激素敏感性前列腺癌的治疗选择

Ⅰ级推荐	Ⅱ级推荐	Ⅲ级推荐
ADT 为基础的联合治疗[a]（1A 类）	ADT+ 原发灶手术切除或者近距离放疗[h]（2B 类）	间歇性 ADT（2B 类）
ADT+ 阿比特龙 + 泼尼松[b]（1A 类）		ADT+ 冷冻治疗[i]（3 类）
ADT+ 恩扎卢胺[c]（1A 类）		ADT+ 氟他胺（2B 类）
ADT+ 阿帕他胺[d]（1A 类）		
ADT+ 达罗他胺 + 多西他赛[e]（1A 类）		
ADT+EBRT[f]（1A 类）		
ADT+ 比卡鲁胺[g]（2A 类）		

高瘤负荷转移性激素敏感性前列腺癌的治疗选择

Ⅰ级推荐	Ⅱ级推荐	Ⅲ级推荐
ADT 为基础的联合治疗（1A 类）	ADT+ 阿比特龙 + 多西他赛[l]（1A 类）	ADT+ 氟他胺（2B 类）
ADT+ 阿比特龙 + 泼尼松（1A 类）	ADT+ 比卡鲁胺（2B 类）	ADT+ 原发灶手术切除或者近距离放疗（2B 类）
ADT+ 恩扎卢胺（1A 类）		
ADT+ 阿帕他胺（1A 类）		
ADT+ 瑞维鲁胺（1A 类）[j]		
ADT+ 达罗他胺 + 多西他赛[e]（1A 类）		
ADT+ 多西他赛 ± 泼尼松[k]（1A 类）		

【注释】

a 无联合治疗的禁忌证、有足够的预期寿命从联合治疗中获益，且愿意接受不良反应增加的风险，请勿为其进行单独的 ADT 治疗，应在 ADT 的基础上联合其他治疗。ADT 治疗包括药物去势和手术去势，药物去势包括 LHRH 激动剂和拮抗剂。LHRH 激动剂包含 1、3、6 个月等多种剂型，长效剂型使用更为便捷经济，可作为药物去势的优先选择。如果患者存在承重骨转移，应在第一次应用 LHRH 激动剂前使用一代抗雄激素药物 ≥ 7d，或与 LHRH 激动剂同时使用，以避免或者降低睾酮“闪烁”效应[6]。LHRH 拮抗剂能快速降低睾酮，在骨转移患者中可显著降低肌肉骨骼事件发生。目前临床常用 LHRH 激动剂包括戈舍瑞林[7-8]、亮丙瑞林、曲普瑞林等，LHRH 拮抗剂包括地加瑞克。

b LATITUDE 和 STAMPEDE 研究提示：ADT+ 阿比特龙联合泼尼松治疗可有效延长 mHSPC 的总生存时间。LATITUDE 研究中采用的是“高 / 低危因素”的分层方法，高危患者指的是包含至少 2 项以下高危因素：≥ 3 个骨转移灶；存在内脏转移或 ISUP ≥ 4 级。在 LATITUDE 研究中，与对照组相比，阿比特龙组 3 年总生存率提高 38%，死亡风险降低 34%，总生存时间中位数延长 16.8 个月（53.3 个月 vs. 36.5 个月）[9]。在 STAMPEDE 研究中，与对照组相比，阿比特龙组 3 年总生存率提高 37%。进一步对 M_1 期和 M_0 期患者进行了亚组分析，发现 M_1 期患者有生存获益，而 M_0 期患者生存获益不显著[10]。STAMPEDE 研究（arm G）随访 6.1 年的结果显示，相较于单纯 ADT 组，ADT+ 阿比特龙组患者的 5 年总生存率由 41% 提高至 60%，且在低危和高危 M_1 期患者中均可取得生存获益，且 ADT 联合阿比特龙可显著改善 mHSPC 患者的无转移生存时间中位数（6.2 年 vs. 3.6 年）以及总生存时间中位数（6.6 年 vs. 3.8 年）[11]。

c ARCHES 和 ENZAMET 研究提示：新型抗雄激素药物恩扎卢胺联合 ADT 治疗 mHSPC 可有效延长总生存时间。在 ARCHES 研究中，与对照组相比，恩扎卢胺联合 ADT 治疗可明显改善 mHSPC 患者的 rPFS（未达到 vs. 19.0 个月，HR=0.39，P<0.001）[12]。随访时间中位数为 44.6 个月，最终生存分析结果显示[13]，相比安慰剂联合 ADT，恩扎卢胺联合 ADT 可显著延

长 mHSPC 患者总生存时间（未达到 vs. 未达到，HR=0.66，P<0.001），两组 4 年生存率分别为 71% 和 57%。在 ENZAMET 研究中[14]，恩扎卢胺组相较于对照组的 3 年总生存率分别是 80% 和 72%（HR=0.67，P=0.002），恩扎卢胺显著提高了 mHSPC 患者的总生存时间（NR vs. 73.2 个月，HR=0.70，P<0.000 1）[15]。

d TITAN 研究提示：阿帕他胺联合 ADT 可显著延长 mHSPC 患者的 rPFS（NR vs. 22.1 个月，HR=0.48，P<0.001）及 OS（NR vs. 52.2 个月，HR=0.65，P<0.000 1）。阿帕他胺组 4 年总生存率为 65.2%，对照组为 37.9%[16-18]。亚洲人群分析显示，阿帕他胺在亚洲人群中的疗效与安全性与总体人群获益一致[18]。

e ARASENS 研究提示：ADT 联合达罗他胺（600mg，每天 2 次）及多西他赛（75mg/m^2，每 3 周一次，6 个周期）对比 ADT 联合安慰剂及多西他赛可显著延长 mHSPC 患者总生存（NE vs. 48.9 个月，HR=0.68，P<0.001），显著延长患者进展至 mCRPC 时间（NE vs. 19.1 个月，HR=0.36，P<0.001）和疼痛进展时间（NE vs. 27.5 个月，HR=0.79，P=0.01），两组治疗相关的不良反应发生率相当，达罗他胺联合治疗组 3~4 级不良反应的发生率为 66.1%，安慰剂联合治疗组为 63.5%[19]。经评估患者的身体状况无化疗禁忌证时可考虑此方案。

f 原发肿瘤的 EBRT 与低瘤负荷患者的总生存获益相关[20]，因此推荐低瘤负荷的转移性前列腺癌，在 ADT 治疗基础上，新增局部放疗[20]。对于高瘤负荷的患者不推荐此方案。

g 一代抗雄激素药物包括比卡鲁胺和氟他胺。纳入 1 286 例患者的大型随机对照临床研究发现：接受单纯手术去势的患者与接受手术去势联合氟他胺治疗的患者相比无明显生存差异。然而，后续的一些回顾性分析及小型随机对照临床研究提示：在手术去势基础上联合一代抗雄激素药物仍可带来较小的生存获益（获益率<5%）[21]。在一项针对进展期前列腺癌的随机、对照、双盲临床试验中，与氟他胺相比，比卡鲁胺有更长的开始治疗至治疗失败时间，因此有更高推荐级别[22]。SWOG 1216 研究的对照组患者接受 ADT 联合比卡鲁胺治疗，其 PSA 中位数为 31.8ng/ml，51% 的患者仅为少量转移，77.4% 的患者在一线治疗进展后，接受了有效的后线治疗，最终获得了 70.2 个月的总生存时间中位数。该研究也证实了在低瘤负荷的 mHSPC 患者中，在有效后续治疗的保证下，ADT 联合比卡鲁胺能够有效改善患者的生存结局[23]。注意事项：不推荐 M_1 期患者行单独抗雄激素治疗。

h 部分队列研究及回顾性研究提示初诊转移性前列腺癌患者可能从原发灶手术或者近距离放疗中获益。国内一项Ⅱ期随机对照临床研究显示[24]，对于寡转移前列腺癌患者，接受 ADT 联合根治性局部治疗（手术切除或放疗）对比单纯 ADT，可以改善 rPFS（未达到 vs. 40 个月，HR=0.43，P=0.001）和 3 年 OS 率（88% vs. 70%，HR=0.44，P=0.008）。同时国内研究也证实寡转移前列腺癌根治性手术的有效性与安全性[25-26]，但是目前对目标患者尚缺乏很好的分层。因此仍建议以临床试验的形式开展此类治疗。

i 来自国内的一项研究表明，对于新诊断的转移性前列腺癌患者，采用冷冻治疗联合 ADT 治疗相较于单独 ADT 治疗，PSA 最低值可达到 0.025ng/ml，单独 ADT 治疗组则为 0.230ng/ml（P=0.001），联合组的无失败生存期（FFS）中位数更长（39 个月 vs. 21 个月，P=0.005）和至去势抵抗生存期中位数更长（39 个月 vs. 21 个月，P=0.007）。两组患者的肿瘤特异性生存率和总生存率无差异。冷冻治疗联合 ADT 组的耐受性良好[27]。

j CHART 研究是一项国际多中心、随机、对照、开放的Ⅲ期临床试验，共入组 654 例高瘤负荷

mHSPC 患者。结果显示：瑞维鲁胺（240mg，1 次 /d）联合 ADT 对比比卡鲁胺（50mg，1 次 /d）联合 ADT 可显著延长高瘤负荷 mHSPC 患者 OS 中位数（NR vs. NR，*HR*=0.58，95% *CI* 0.44~0.77，*P*=0.000 1）及 IRC 评估的中位 rPFS（NR vs. 23.5 个月，*HR*=0.46，95% *CI* 0.36~0.60，*P*<0.000 1）。两组治疗相关的不良反应发生率相当，瑞维鲁胺联合治疗组 ≥ 3 级不良反应的发生率为 20.7%，比卡鲁胺联合治疗组为 14.5%[28]。

k CHAARTED 和 STAMPEDE 研究均提示多西他赛联合 ADT 可有效延长 mHSPC 的总生存时间。在 CHAARTED 研究中，多西他赛联合 ADT 组（未联用泼尼松）和单用 ADT 组的总生存时间分别是 57.6 个月和 47.2 个月（*HR*=0.72，*P*=0.001 8）。其中，在高瘤负荷亚组中多西他赛联合 ADT 组和单用 ADT 组的总生存时间分别是 51.2 个月和 34.4 个月（*HR*=0.63，*P*<0.001），在低瘤负荷亚组中多西他赛联合 ADT 组的总生存时间是 63.5 个月，而单用 ADT 组未达到[29]。在 STAMPEDE 研究中，M_1 期患者联用多西他赛（联用泼尼松）有 15 个月的总生存获益，而 M_0 期患者联用多西他赛化疗无总生存获益[30]。推荐高瘤负荷的 mHSPC 患者，身体状况经评估允许时可考虑此方案。

l PEACE-1 研究是一项在 mHSPC 患者中，在标准治疗的基础上联合阿比特龙 / 泼尼松和 / 或局部放疗的研究。结果显示：ADT 联合阿比特龙（1 000mg，1 次 /d）及多西他赛（75mg/m^2，每 3 周一次）可以显著改善患者的总生存时间（5.7 年 vs. 4.7 年，*P*=0.03）及影像学无进展生存时间（4.5 年 vs. 2.2 年，*HR*=0.54，*P*<0.000 1）。但亚组分析显示，ADT 联合阿比特龙及多西他赛在改善总生存方面对于高瘤负荷患者更加显著（5.1 年 vs. 3.5 年，*HR*=0.72，*P*=0.019），低瘤负荷患者无显著获益（NR vs. NR，*HR*=0.83，*P*=0.66）。因此，经评估高瘤负荷的 mHSPC 患者，无化疗禁忌证时可考虑此联合方案[31]。

参考文献

[1] HUSSAIN M, TANGEN CM, HIGANO C, et al. Absolute prostate-specific antigen value after androgen deprivation is a strong independent predictor of survival in new metastatic prostate cancer: Data from Southwest Oncology Group Trial 9346 (INT-0162). J Clin Oncol, 2006, 24 (24): 3984-3990.

[2] ZHAO J, LIU J, SUN G, et al. The prognostic value of the proportion and architectural patterns of intraductal carcinoma of the prostate in patients with *de novo* metastatic prostate cancer. J Urol, 2019, 201 (4): 759-768.

[3] UMBEHR MH, MÜNTENER M, HANY T, et al. The role of ^{11}C-choline and ^{18}F-fluorocholine positron emission tomography (PET) and PET/CT in prostate cancer: A systematic review and meta-analysis. Eur Urol, 2013, 64 (1): 106-117.

[4] PERERA M, PAPA N, CHRISTIDIS D, et al. Sensitivity, specificity, and predictors of positive (68) Ga-Prostate-specific membrane antigen positron emission tomography in advanced prostate cancer: A systematic review and Meta-analysis. Eur Urol, 2016, 70 (6): 926-937.

[5] KYRIAKOPOULOS CE, CHEN YH, CARDUCCI MA, et al. Chemohormonal therapy in metastatic hormone-sensitive prostate cancer: Long-term survival analysis of the randomized phase Ⅲ E3805 CHAARTED trial. J Clin Oncol, 2018, 36 (11): 1080-1087.

[6] LABRIE F, DUPONT A, BELANGER A, et al. Flutamide eliminates the risk of disease flare in prostatic cancer patients treated with a luteinizing hormone-releasing hormone agonist. J Urol, 1987, 138 (4): 804-806.

[7] CHEN NH, WANG ZJ, CHEN M, et al. Real-world effectiveness and safety of goserelin 10. 8-mg depot in Chinese patients with prostate cancer//19th Urological Association of Asia (UAA) Congress, Leading Urology through Con-

verging Asian Insight, 5-8 October 2022, Sydney, Australia. Hoboken, New Jersey: John Wiley & Sons, 2022.
[8] GU C, WANG Z, LIN T, et al. Efficacy and safety of LY01005 versus goserelin implant in Chinese patients with prostate cancer: A multicenter, randomized, open-label, phase Ⅲ, non-inferiority trial. Chin Med J (Engl), 2023, 136 (10): 1207-1215.
[9] FIZAZI K, TRAN N, FEIN L, et al. Abiraterone acetate plus prednisone in patients with newly diagnosed high-risk metastatic castration-sensitive prostate cancer (LATITUDE): Final overall survival analysis of a randomised, double-blind, phase 3 trial. Lancet Oncol, 2019, 20 (5): 686-700.
[10] JAMES ND, DE BONO JS, SPEARS MR, et al. Abiraterone for prostate cancer not previously treated with hormone therapy. N Engl J Med, 2017, 377 (4): 338-351.
[11] JAMES N, RUSH H, CLARKE N, et al. Abiraterone acetate plus prednisolone for hormone-nave prostate cancer (PCa): Long-term results from metastatic (M1) patients in the STAMPEDE randomised trial (NCT00268476). Ann Oncol, 2020, 31: S509.
[12] ARMSTRONG AJ, SZMULEWITZ RZ, PETRYLAK DP, et al. ARCHES: A randomized, phase Ⅲ study of androgen deprivation therapy with enzalutamide or placebo in men with metastatic hormone-sensitive prostate cancer. J Clin Oncol, 2019, 37 (32): 2974-2986.
[13] ARMSTRONG AJ, AZAD AA, IGUCHI T, et al. Improved survival with enzalutamide in patients with metastatic hormone-sensitive prostate cancer. J Clin Oncol, 2022, 40 (15): 1616-1622.
[14] DAVIS ID, MARTIN AJ, STOCKLER MR, et al. Enzalutamide with standard first-line therapy in metastatic prostate cancer. N Engl J Med, 2019, 381 (2): 121-131.
[15] DAVIS ID, MARTIN AJ, ZIELINSKI RR, et al. Updated overall survival outcome in ENZAMET (ANZUP 1304), an international, cooperative group trial of enzalutamide in metastatic hormone-sensitive prostate cancer (mHSPC). J Clin Oncol, 2022, 40 (17_suppl): LBA5004.

[16] CHI KN, CHOWDHURY S, BJARTELL A, et al. Apalutamide in patients with metastatic castration-sensitive prostate cancer: Final survival analysis of the randomized, double-blind, phase Ⅲ TITAN study. J Clin Oncol, 2021, 39 (20): 2294-2303.
[17] CHI KN, AGARWAL N, BJARTELL A, et al. Apalutamide for metastatic, castration-sensitive prostate cancer. N Engl J Med, 2019, 381 (1): 13-24.
[18] CHUNG BH, HUANG J, YE ZQ, et al. Apalutamide for patients with metastatic castrationsensitive prostate cancer in East Asia: A subgroup analysis of the TITAN trial. Asian J Androl, 2022, 24 (2): 161-166.
[19] SMITH MR, HUSSAIN M, SAAD F, et al. Darolutamide and survival in metastatic, hormone-sensitive prostate cancer. N Engl J Med, 2022, 386 (12): 1132-1142.
[20] ALI A, HOYLE A, HARAN AM, et al. Association of bone metastatic burden with survival benefit from prostate radiotherapy in patients with newly diagnosed metastatic prostate cancer: A secondary analysis of a randomized clinical trial. JAMA Oncol, 2021, 7 (4): 553-563.
[21] Prostate Cancer Trialists' Collaborative Group. Maximum androgen blockade in advanced prostate cancer: An overview of the randomised trials. Lancet, 2000, 355 (9214): 1491-1498.
[22] SOLOWAY MS, SCHELLHAMMER P, SHARIFI R, et al. A controlled trial of Casodex (bicalu-tamide) vs. flutamide, each in combination with luteinising hormone-releasing hormone analogue therapy in patients with advanced prostate cancer. Casodex Combination Study Group. Eur Urol, 1996, 29 (Suppl 2): 105-109.
[23] AGARWAL N, TANGEN CM, HUSSAIN M, et al. Orteronel for metastatic hormone-sensitive prostate cancer: A multicenter, randomized, open-label phase Ⅲ trial (SWOG-1216). J Clin Oncol, 2022, 40 (28): 3301-3309.
[24] DAI B, ZHANG S, WAN FN, et al. Combination of androgen deprivation therapy with radical local therapy versus androgen deprivation therapy alone for newly diagnosed oligometastatic prostate cancer: A phase Ⅱ randomized controlled trial. Eur Urol Oncol, 2022, 5 (5): 519-525.

[25] 李高翔，戴波，叶定伟，等．寡转移性前列腺癌根治术的临床初步疗效观察及围手术期并发症分析．中国癌症杂志，2017, 27 (1): 20-25.
[26] BURDETT S, BOEVÉ LM, INGLEBY FC, et al. Prostate radiotherapy for metastatic hormone-sensitive prostate cancer: A STOPCAP systematic review and meta-analysis. Eur Urol, 2019, 76 (1): 115-124.
[27] WANG N, YE Y, DENG M, et al. Prostate cryoablation combined with androgen deprivation therapy for newly diagnosed metastatic prostate cancer: A propensity score-based study. Prostate Cancer Prostatic Dis, 2021, 24 (3): 837-844.
[28] YE DW, GU WJ, HAN WQ. A phase 3 trial of SHR3680 versus bicalutamide in combination with androgen deprivation therapy (ADT) in patients with high-volume metastatic hormone-sensitive prostate cancer (mHSPC). J Clin Oncol, 2022, 40 (16): 5005.
[29] KYRIAKOPOULOS CE, CHEN YH, CARDUCCI MA, et al. Chemohormonal therapy in metastatic hormone-sensitive prostate cancer: Long-term survival analysis of the randomized phase Ⅲ E3805 CHAARTED trial. J Clin Oncol, 2018, 36 (11): 1080-1087.
[30] SWEENEY CJ, CHEN YH, CARDUCCI M, et al. Chemohormonal therapy in metastatic hormone-sensitive prostate cancer. N Engl J Med, 2015, 373 (8): 737-746.
[31] FIZAZI K, FOULON S, CARLES J, et al. Abiraterone plus prednisone added to androgen deprivation therapy and docetaxel in de novo metastatic castration-sensitive prostate cancer (PEACE-1): A multicentre, open-label, randomised, phase 3 study with a 2 × 2 factorial design. Lancet, 2022, 399 (10336): 1695-1707.

8 去势抵抗性前列腺癌的诊疗

8.1 非转移性去势抵抗性前列腺癌的诊疗

非转移性去势抵抗性前列腺癌的诊断[a，b]
睾酮去势水平：血清睾酮水平<50ng/dl 或 1.7nmol/l
PSA 进展：PSA>1ng/ml，间隔 1 周，连续 2 次，较基础值升高>50%
传统影像学检查：骨扫描（-）；CT 或 MRI 扫描（-）

【注释】

a 满足以下条件即可被诊断为非转移性去势抵抗性前列腺癌（nmCRPC）。①血清睾酮维持在去势水平以下：血清睾酮水平<50ng/dl 或 1.7nmol/L；② PSA 进展：当 PSA 上升是疾病进展的唯一指征时，PSA 最小起始值为 1ng/ml（单纯小细胞癌除外）；以 PSA>1ng/ml 为起始值，间隔 1 周，连续 2 次较基础值升高>50%[1]；③传统影像学检查包括 CT、MRI 及骨扫描未发现远处转移。

b 运用新型影像学检查包括 ^{18}F-PSMA、^{68}Ga-PSMA 和 ^{18}F-FDG PET/CT，有助于在出现早期 PSA 进展的 nmCRPC 患者中更早地发现淋巴结转移或远处转移病灶[2]。

非转移性去势抵抗性前列腺癌的治疗[a]

分层	Ⅰ级推荐	Ⅱ级推荐	Ⅲ级推荐
PSADT≤10个月[b]	阿帕他胺[c]（1A类）	阿比特龙（2B类）	PET/CT引导下转移灶放疗[g]（2B类）
	达罗他胺[d]（1A类） 恩扎卢胺[e]（1A类）	其他二线内分泌治疗（2B类）[f]	观察随访（2B类）
PSADT>10个月	观察（1B类）	其他二线内分泌治疗（2B类）	

【注释】

a 去势抵抗性前列腺癌的治疗应在维持去势治疗的基础上进行。

b PSADT（PSA倍增时间）是指PSA水平倍增所需的时间。已经证实PSADT是nmCRPC预后独立预测因子，权威指南将“PSADT≤10个月”定义为高危转移风险。高危转移风险nmCRPC患者较其他nmCRPC患者，转移发生更快，死亡风险更高[3]。

c SPARTAN研究显示，对于具有高危转移风险的nmCRPC患者，接受ADT+阿帕他胺治疗较安慰剂组可显著延长无转移生存时间（40.5个月 vs. 16.2个月，*HR*=0.28，*P*<0.001）及总生存时间（73.9个月 vs. 59.9个月，*HR*=0.78，*P*=0.016），并显著延长患者无PSA进展生存时间（40.5个月 vs. 3.7个月，*HR*=0.07，*P*<0.000 1）和无第二次进展生存期（55.6个月 vs. 41.2个月，

HR=0.55，*P*<0.000 1）。IPCW 排除交叉入组影响，阿帕他胺联合 ADT 降低全因死亡风险达 31%（*HR*=0.69，*P*=0.000 3），阿帕他胺组 6 年总生存率为 50%，对照组为 40%[4-5]。

d ARAMIS 研究显示，达罗他胺 +ADT 治疗显著延长 nmCRPC 患者的无转移生存时间（40.4 个月 vs. 18.4 个月）。达罗他胺组总生存时间显著优于安慰剂组（3 年 OS 率，83% vs. 77%），降低患者死亡风险 31%（*HR*=0.69）[6]。达罗他胺组总生存时间显著优于安慰剂组，降低患者死亡风险 31%（总生存时间中位数尚未达到，*HR*=0.69）。此外，达罗他胺也可显著改善 nmCRPC 患者的 PFS（36.8 个月 vs. 14.8 个月）和 PSA 进展时间（33.2 个月 vs. 7.3 个月）[7]。

e PROSPER 研究显示，恩扎卢胺 +ADT 治疗较安慰剂组显著延长了无转移生存期（36.6 个月 vs. 14.7 个月），以及总生存时间（67.0 个月 vs. 56.3 个月）。恩扎卢胺 +ADT 将转移或死亡风险显著降低了 71%。此外，包括疼痛进展时间、首次抗肿瘤治疗时间、PSA 发展时间以及生活质量评估等都显示恩扎卢胺对 nmCRPC 患者的治疗优势[8]。

f 其他二线内分泌治疗是指一代抗雄激素药物（比卡鲁胺、氟他胺）、糖皮质激素等。

g 一项研究表明：应用 ^{68}Ga-PSMA PET/CT 和 ^{18}F-FDG PET/CT 成像系统，有助于在 nmCRPC 患者中更早地发现淋巴结及远处转移病灶。根据 PET/CT 影像检出病灶，约 51% 患者可入组转移灶放疗临床研究并有望获益[2]。

8.2 转移性去势抵抗性前列腺癌的诊疗

8.2.1 转移性去势抵抗性前列腺癌的诊断

诊断	
睾酮去势水平：血清睾酮水平<50ng/dl 或 1.7nmol/l	
血清 PSA 进展[a]	满足其中之一
影像学进展[b]	

【注释】

a PSA>1ng/ml 且 PSA 间隔 1 周，连续 2 次较基础值升高>50%。

b 出现明确的新发病灶；骨扫描提示 ≥2 处新发骨病灶；CT 或 MR 提示软组织病灶进展（RECIST 1.1）。

8.2.2 转移性去势抵抗性前列腺癌的治疗

治疗原则
多学科团队共同诊治转移性去势抵抗性前列腺癌 [a]
需要根据患者体力状态、症状、疾病严重程度、病理特征和患者意愿选择药物治疗方案，同时要考虑既往药物对激素敏感性转移性前列腺癌的治疗效果 [b]
持续维持去势治疗 [c]
在系统性治疗的基础上支持治疗 [d]
定期进行疾病监测及疗效评估 [e]
基因检测 [f]

【注释】

a 多学科团队成员需要包括泌尿外科、肿瘤内科、放射治疗科、影像诊断科、核医学科、病理科医师。

b 研究表明，前列腺导管内癌是 mCRPC 患者不良预后的预测因素[9]。通过对 131 例中国 mCRPC 患者回顾性研究发现，47.3% 的 mCRPC 患者存在前列腺导管内癌（IDC-P），IDC-P 患者一线选择使用阿比特龙优于多西他赛[10-11]。

c 诊断为去势抵抗前列腺癌（mCRPC）后，仍需要监测睾酮水平，病情平稳时每 3~6 个月监测 1 次或与 PSA 检测同步进行[12]。

d 转移性去势抵抗前列腺癌常发生于高龄男性且患者身体虚弱，支持治疗包括疼痛管理、营养支持、心理安慰以及预防骨相关事件。

e 基线检查应包括病史、体格检查和辅助检查（血液检查：PSA、睾酮、血常规、肝肾功能、碱性磷酸酶；影像学检查：骨扫描、胸部与腹部及盆腔 CT 等）。即使患者没有临床症状，也需要每 2~3 个月行血液检查，至少每 6 个月行骨扫描和 CT 检查。疗效评估需要结合 PSA、影像学检查结果和临床症状，其中出现 2 项进展才考虑停止当前治疗。

f 基因检测必须包含肿瘤细胞 dMMR MSI-H，胚系或者体系同源重组基因（*BRCA1*、*BRCA2*、*ATM*、*PALB2*、*FANCA* 等）突变的检测。

分级治疗阶段	Ⅰ级推荐	Ⅱ级推荐	Ⅲ级推荐
既往未经新型内分泌治疗和化疗	阿比特龙/泼尼松[a]（1A类） 恩扎卢胺[b]（1A类） 多西他赛[c]（1A类） 镭223[d]（骨转移患者）	奥拉帕利+阿比特龙[e]（1B类） 他拉唑帕利+恩扎卢胺[f]（1B类） 尼拉帕利+阿比特龙[g]（*BRCA*突变）（1B类） 瑞维鲁胺[h]（2B类） Sipuleucel-T[i]（1B类）	阿帕他胺[j]（3类） 达罗他胺[k]（3类）
既往新型内分泌治疗失败且未经化疗	多西他赛（1A类） 奥拉帕利[l]（*HRR*突变）（1A类） 镭223（骨转移患者）（1A类）	恩扎卢胺/阿比特龙/泼尼松（2A类） 卡巴他赛[m]（1B类） Sipuleucel-T（1B类） 恩扎卢胺+多西他赛[n]（2B类）	阿比特龙/地塞米松[o]（3类）

转移性去势抵抗性前列腺癌的治疗（续）

分级治疗阶段	Ⅰ级推荐	Ⅱ级推荐	Ⅲ级推荐
既往多西他赛化疗失败且未经新型内分泌治疗	阿比特龙 / 泼尼松（1A 类） 恩扎卢胺（1A 类） 奥拉帕利（*HRR* 突变）（1B 类） 镭 223（骨转移患者）（1A 类）	奥拉帕利 + 阿比特龙[p]（2B 类） 卡巴他赛（1B 类） 瑞维鲁胺（2B 类）	
既往新型内分泌治疗和多西他赛化疗失败	奥拉帕利（*HRR* 突变）（1B 类）	^{177}Lu-PSMA-617+SOC[q]（1A 类） 镭 -223（骨转移患者）（1B 类） 多西他赛再尝试[r]（2A 类）	临床研究[s] 帕博利珠单抗[t]（3 类） 镭 -223+ 恩扎卢胺[u]（3 类） 米托蒽醌[v] 含铂类化疗药物[w] 依托泊苷[x]

【注释】

a 阿比特龙：COU-AA-302 Ⅲ期临床试验结果一线使用阿比特龙对比安慰剂。总生存时间（34.7 个月 vs. 30.3 个月，*HR*=0.81，*P*=0.003 3，随访时间中位数为 49.2 个月）和影像学无进展生存时间（16.5 个月 vs. 8.2 个月，*HR*=0.52，*P*<0.000 1，随访时间中位数为 27.1 个月）均显著延长[13-14]。3002 研究证实既往未接受过化疗的亚洲 mCRPC 患者使用阿比特龙治疗，相比安慰剂组，虽然中位随访时间仅 3.9 个月，阿比特龙组降低 PSA 进展风险 58%、PSA 应答率更高（50% vs. 21%）。3002 研究结果与 302 研究一致，支持在该患者人群中使用阿比特龙方案[15]。

b 恩扎卢胺的Ⅲ期临床试验（PREVAIL）延长分析结果提示，相比安慰剂组，恩扎卢胺显著改善患者的总生存时间（35.3 个月 vs. 31.3 个月，*HR*=0.77，*P*=0.000 2），显著延长患者影像学无进展生存时间（20.0 个月 vs. 5.4 个月，*HR*=0.32，*P*<0.000 1）。Asian PREVAIL 研究（亚洲国家的未经化疗 mCRPC 患者，包含中国亚组人群，中国患者占 74%）证实，相比安慰剂组，恩扎卢胺治疗使 PSA 进展的风险降低 62%（*HR*=0.38，*P*<0.000 1），在所有方案规定的亚组中，均观察到恩扎卢胺治疗获益；Asian PREVAIL 研究 5 年总生存分析显示，相比安慰剂组，恩扎卢胺显著降延长患者总生存时间中位数 12 个月（39.06 个月 vs. 27.10 个月，*HR*=0.70，*P*=0.020 8）[16-17]。

c TAX327 研究证实了多西他赛联合泼尼松对比米托蒽醌联合泼尼松治疗能够显著提高生存时间中位数 2~2.9 个月。与米托蒽醌 + 泼尼松治疗相比，多西他赛 + 泼尼松显著改善了总生存时间中位数（17.5 个月 vs. 15.6 个月）、无疾病进展时间中位数（6.3 个月 vs. 3.2 个月）和 PSA 缓解率（45% vs. 32%，*P*=0.01）。在中国进行的一项多中心、单臂、前瞻性、观察性研究纳入了 403 例 mCRPC 患者接受多西他赛 + 泼尼松治疗。在总患者人群中，接受多西他赛治疗总生存时间中位数为 22.4 个月（95% *CI* 20.4~25.8 个月），PSA 反应率为 70.9%[18-20]。

d 镭 223 是目前唯一可改善伴多发骨转移的 mCRPC 患者生存获益的核素治疗方案。ALSYMPCA 临床研究结果提示：治疗组相较于安慰剂组可显著改善 mCRPC 骨转移患者的总生存时间（14.9 个月 vs. 11.3 个月），并能显著推迟症状性骨骼事件的发生时间（15.6 个月 vs. 9.8 个月）[21-23]。根据镭 223 在无症状 mCRPC 骨转移的单臂Ⅲb 期研究结果显示，无症状患者也能在使用镭 223 后获益；与有症状患者相比，无症状患者 OS 更长（20.5 个月 vs. 13.5 个月，*HR*=0.486，95% *CI* 0.325~0.728）、出现首次症状性骨不良事件的发生时间更晚（*HR*=0.328，95% *CI* 0.185~0.580）、PSA 应答率更高（21% vs. 13%），3~4 级不良反应发生率更低（29% vs. 40%）[24]。镭 223 的耐受性良好，不会增加后续化疗的血液学毒性。国内一项纳入了既往接受过一线或二线的 48 例 mCRPC 患者的研究表明，采用镭 223 治疗的患者，10 例（20.8%）在治疗期间 PSA 下降>30%，25 例（52.1%）ALP 下降>30%。23 例（47.9%）骨痛症状减轻。最常见的血液学不良反应为血小板下降（15 例，31.2%），其次为白细胞计数下降（11 例，22.9%）和贫血（8 例，16.7%）。研究提示镭 223 在症状控制方面表现良好。因血液学不良反应发生率较高，治疗过程中应密切关注血常规变化，及时对症处理[25]。

e PROpel 研究证实，在去势治疗基础上，奥拉帕利（300mg，2 次 /d）联合阿比特龙（1 000mg，1 次 /d）对比阿比特龙单药可显著延长 mCRPC 一线治疗患者的影像学无进展生存时间 rPFS（24.8 个月 vs. 16.6 个月，*HR*=0.66，*P*<0.000 1），且无须考虑 *HRR* 突变状态；亚组分析显示 *HRR* 突变患者和非 *HRR* 突变患者均能够从联合治疗中获益（*HRR* 突变：*HR*=0.50，95% *CI* 0.34~0.73；非 HRR 突变：*HR*=0.76，95% *CI* 0.60~0.97）。同时联合治疗可以改善包括至首次后续治疗时间

（*HR*=0.74，*P*=0.004）、至二次进展时间（*HR*=0.69，*P*=0.018 4）和ORR（*OR*=1.60，*P*=0.040 9）等多项研究指标。当前OS尚不成熟，但联合治疗已显示出获益趋势（成熟度28.6%，*HR*=0.86，95% *CI* 0.66~1.12，*P*=0.29）。PROpel研究的最终OS数据分析显示，奥拉帕利联合阿比特龙对比安慰剂联合阿比特龙的OS分别为42.1个月 vs. 34.7个月[成熟度47.9%，*HR*=0.81（0.67~1.00），*P*=0.054 4]。奥拉帕利联合阿比特龙在至首次后续治疗或死亡时间（TFST，*HR*=0.76，95% *CI* 0.64~0.90）及至二次治疗进展或死亡时间（PFS_2，*HR*=0.76，95% *CI* 0.59~0.99）中均显示出获益[26]。奥拉帕利联合阿比特龙和阿比特龙单药治疗的总体不良事件发生率分别为97.7%和96.0%，3级及以上不良事件发生率分别为55.8%和43.2%。常见的不良事件（>20%）包括贫血（49.7%）、疲劳乏力（38.7%）和恶心（30.7%）[27]

f TALAPRO-2研究证实，他拉唑帕利（0.5mg，1次/d）联合恩扎卢胺（160mg，1次/d）较恩扎卢胺单药可显著延长一线mCRPC患者的影像学无进展生存期（NR vs. 21.9个月，*HR*=0.63，95% *CI* 0.51~0.78，*P*<0.001）。研究入组了既往经阿比特龙/多西他赛治疗的患者，既往阿比特龙经治的患者占比为5.7%。且在随机化分组考虑了既往是否使用过阿比特龙/多西他赛和*HRR*突变状态的分层因素。99.9%患者的生物标志物由前瞻性的检测肿瘤组织得到。无论既往是否使用过阿比特龙/多西他赛（使用过：*HR*=0.56，95% *CI* 0.38~0.83，*P*=0.004；未使用：*HR*=0.68，95% *CI* 0.53~0.88，*P*=0.003），无论*HRR*状态（*HRR*缺陷：*HR*=0.48，95% *CI* 0.31~0.74，*P*<0.001；*HRR*非缺陷/未知：*HR*=0.69，95% *CI* 0.54~0.89，*P*=0.004）均倾向于他拉唑帕利联合治疗组。两组客观缓解率是61.7% vs. 43.9%（*P*=0.005），他拉唑帕利联合恩扎卢胺组的CR为37.5%。OS有改善趋势（成熟度31%，*HR*=0.89，95% *CI* 0.69~1.14，*P*=0.35），目前数据暂不成熟。

他拉唑帕利联合恩扎卢胺和恩扎卢胺的总体不良事件发生率分别是 98.5% 和 94.5%，没有观察到新的安全性事件[28]。

g MAGNITUDE 研究证实[29-31]，在去势治疗的基础上，尼拉帕利（200mg，1 次 /d）联合阿比特龙（1 000mg，1 次 /d）对比阿比特龙单药可显著延长携带胚系和 / 或体系 *BRCA* 基因突变的 mCRPC 患者的影像学无进展生存时间 rPFS（独立中心委员会评估 BICA-rPFS 19.5 个月 vs. 10.9 个月，*HR*=0.55，95% *CI* 0.39~0.78，*P*=0.000 7）。当前 OS 尚不成熟，但联合治疗已显示出获益趋势（*HR*=0.88，95% *CI* 0.58~1.34，*P*=0.55；运用 IPCW 法排除交叉入组影响后的总生存 *HR*=0.68，95% *CI* 0.45~1.05，*P*=0.079 3）。尼拉帕利 / 阿比特龙与阿比特龙单药治疗的总体不良事件发生率分别为 99.1% 和 94.3%，3 级以上不良事件发生率分别为 67.0% 和 46.4%。最常见的 3~4 级不良反应为贫血（28%）、高血压（13%）、血小板减少症（8%）、中性粒细胞减少症（7%）等。

h 一项多中心、开放、单次及多次给药、剂量递增、剂量扩展的Ⅰ/Ⅱ期临床试验，共入组 197 例 mCRPC 患者。结果显示：瑞维鲁胺具有优异的耐受性和良好的安全性。第 12 周末 PSA 应答率为 68.0%（95% *CI* 61.0%~74.5%），其中无既往化疗史的患者（114 例）为 75.7%（95% *CI* 66.8%~83.2%），有既往化疗史的患者（81 例）为 57.3%（95% *CI* 45.9%~68.2%）。rPFS 中位数为 14.0 个月（95% *CI* 11.1~19.5 个月），其中无既往化疗史和有既往化疗史的患者分别为 19.5 个月（95% *CI* 11.1~27.6 个月）和 11.1 个月（95% *CI* 8.3~19.4 个月）。OS 中位数为 27.5 个月（95% *CI* 24.6~30.8 个月），其中无既往化疗史和有既往化疗史的患者分别为 30.8 个月（95% *CI* 27.1 个月 ~NR）和 22.9 个月（95% *CI* 16.8~27.0 个月）[32]。

i Sipuleucel-T 主要应用于无症状或轻微症状，且无肝转移，预期寿命>6 个月，ECOG 0~1 分的去势抵抗转移性前列腺癌患者。对于出现内脏转移，以及小细胞癌，神经内分泌分化癌的患者不推荐使用。常见不良反应有头痛、发热、寒战等流感样症状。

j 一项评价阿帕他胺 +ADT 治疗 mCRPC 患者疗效及安全性的开放标签Ⅱ期临床试验，提示阿帕他胺治疗 mCRPC 患者安全性可靠且可耐受。在既往未经 NHT 治疗的队列中，治疗 12 周时患者 PSA_{50} 缓解率为 88%，PSA 最大降幅达 92%，治疗时间中位数为 21 个月，无 PSA 进展生存时间中位数为 18.2 个月；而在阿比特龙治疗失败队列中 12 周患者 PSA_{50} 缓解率为 22%，PSA 最大降幅达 28%，治疗时间中位数为 4.9 个月，无 PSA 进展生存时间中位数为 3.7 个月[33]。

k ARADES 为一项多中心、开放标签、剂量递增、剂量扩展的Ⅰ/Ⅱ期临床研究，共入组 134 例 mCRPC 患者。其中 mCRPC 一线（既往未用过化疗和新型内分泌治疗）使用达罗他胺的患者占比 31%，该亚组患者 12 周 PSA 应答（PSA 下降 ≥ 50%）高达 86%，至 PSA 进展时间中位数为 72 周（95% *CI* 24 周 ~NR），至影像学进展时间中位数为未达到（95% *CI* 36.4 周 ~NR）[34]。

l 一项评估奥拉帕利对比恩扎卢胺或醋酸阿比特龙在既往使用新型激素类药物治疗失败且携带同源重组修复基因突变（*HRR*m）的 mCRPC 患者中疗效和安全性的随机、开放标签、Ⅲ期研究（PROfound 研究）显示，在携带 *BRCA1/2* 和 *ATM* 基因突变（队列 A）的患者中，奥拉帕利显著降低患者影像学进展和死亡风险为 66%，影像学无进展生存期（rPFS）中位数为 7.4 个月，优于恩扎卢胺或醋酸阿比特龙组的 3.6 个月；携带 *HRR* 相关基因突变（队列 A+B）的总人群中，奥拉帕利显著降低患者影像学进展和死亡风险为 51%，rPFS 中位数为 5.82 个月，优于恩扎卢胺或醋酸阿比特龙组的 3.52 个月。其中，与 NHA 治疗组相比，*BRCA* 突变患者使用奥拉帕利有更加显著的 rPFS（9.79 个月 vs. 2.96 个月，*HR*=0.22，95% *CI* 0.15~0.32）和 OS 获益（20.1 个月

vs. 14.4 个月，*HR*=0.63，95% *CI* 0.42~0.95）[35-36]。来自国内的一项真实世界研究，共入组 43 例 mCRPC 患者，其中 41 例患者行奥拉帕利单药治疗，2 例患者行奥拉帕利联合阿比特龙治疗。总体 PSA 缓解率为 48.8%（21/43）。其中 26 例 *HRR* 基因突变患者 PSA 缓解率为 57.7%（15/26），17 例 *HRR* 野生型患者 PSA 缓解率为 35.3%（6/17）。研究显示，奥拉帕利在 *HRR* 突变以及非突变患者中均存在抗肿瘤效力，同时不良反应总体安全可控[37]。另一项国内真实世界研究纳入 39 例使用奥拉帕利治疗的 mCRPC 患者，总体 PSA_{50} 为 40%，PSA-PFS 中位数为 3.1 个月；携带 *HRR* 突变的患者中（14 例），PSA_{50} 升高至 50%，PSA-PFS 延长至 5.3 个月，其中 *BRCA2*（9 例）患者获益最大，PSA_{50} 为 55.5%，PSA-PFS 为 9.5 个月；在携带 *HRR* 临床意义未明（VUS）变异或其他 DDR 通路变异的患者中（8 例），也观察到 PSA_{50} 缓解[38]。

m 卡巴他赛对多西他赛耐药的肿瘤具有抗肿瘤活性。TROPIC 研究显示卡巴他赛（25mg/m^2）+ 泼尼松组的总生存时间较米托蒽醌 + 泼尼松组显著改善（OS 中位数：15.1 个月 vs. 12.7 个月，*P*<0.000 1）。PROSELICA 研究证实在多西他赛治疗后接受卡巴他赛化疗的患者中，卡巴他赛剂量 20mg/m^2 不劣于 25mg/m^2，且耐受性更好。因此卡巴他赛推荐多西他赛失败后的二线用药，需要联合激素治疗。卡巴他赛最显著的不良反应为血液学毒性，推荐有经验的肿瘤内科医生管理[39-40]。

n PRESIDE 研究对于既往使用恩扎卢胺治疗后第 13 周 PSA 较基线下降 ≥ 50% 并在之后出现 PSA 或影像学进展的 mCRPC 患者，继续恩扎卢胺（160mg，q.d.）并联合多西他赛（75mg/m^2，每 3 周一次）的 PFS 优于二线单纯多西他赛化疗（9.53 个月 vs. 8.28 个月；*HR*=0.72，95% *CI* 0.53~0.96；*P*=0.027），且两组治疗相关不良反应发生率相当，联合治疗并未明确增加毒性[41]。对恩扎卢胺治疗有反应，后续出现进展的患者，可以考虑此联合方案。

o 国内的一项研究回顾性分析了 46 例 mCRPC 患者接受阿比特龙 / 泼尼松（AA+P）进展后，改为阿比特龙 / 地塞米松（AA+D）进行治疗的资料，研究发现，患者 PFS 中位数为 3.7 个月（1.6~24.1 个月），12 例患者（26.1%）接受 AA+D 治疗后 PSA 下降 ≥ 50%，PFS 中位数为 8.5 个月。所有患者治疗耐受性良好，无 3 级和 4 级不良反应[42]。

p 一项多中心随机双盲Ⅱ期临床研究 study-08 提示，对于既往接受过多西他赛但未接受新型内分泌治疗的 mCRPC 患者，奥拉帕利联合阿比特龙治疗组与阿比特龙单药组相比，可显著延长影像学无进展生存时间 rPFS（13.8 个月 vs. 8.2 个月，*HR*=0.65，95% *CI* 0.44~0.97，*P*=0.034）。

q VISION 研究表明，在 ^{68}Ga-PSMA PET/CT 扫描中显示 PSMA 表达阳性，既往使用过新型内分泌治疗以及 ≥ 2 线化疗失败的 mCRPC 患者，使用 ^{177}Lu-PSMA-617 联合标准治疗（不包含化疗、免疫治疗、镭 -223 及试验性药物）的影像学无进展生存时间（8.7 个月 vs. 3.4 个月，$P<0.001$；*HR*=0.40）及总生存时间（15.3 个月 vs. 11.3 个月，$P<0.001$；*HR*=0.62）优于标准治疗组[43]。

r 多西他赛再挑战：对于高度选择的患者，去势敏感阶段使用多西他赛反应良好且未出现确切进展时推荐使用多西他赛再挑战。

s 临床研究包括氚恩扎鲁胺、PARP 抑制剂如奥拉帕利、氟唑帕利等[44]、PSMA 核素治疗、AKT 抑制剂等临床研究。氚恩扎鲁胺是新一代雄激素受体拮抗剂。Ⅲ期注册临床研究 HC1119-04 预设期中分析显示达到了主要研究终点 rPFS，对于经醋酸阿比特龙和多西他赛治疗失败或不耐受，或不适合多西他赛治疗的 mCRPC 的患者，氚恩扎鲁胺能显著延长 rPFS（5.55 个月 vs. 3.71 个月，*HR*=0.58，95% *CI* 0.439~0.770，*P*=0.001）[45]。

t 帕博利珠单抗：一项针对 149 例癌症患者的治疗，涉及 5 项临床试验的治疗方案纳入了 MSI-H

或MMR缺陷（dMMR）的实体瘤患者，其中2例患者为mCRPC患者，其中一例达到了部分缓解，另一例疾病稳定超过9个月[46]。帕博利珠单抗仅在MSI-H，dMMR，或TMB≥10mut/Mb，且经既往新型内分泌治疗及化疗后进展的mCRPC患者中使用。

u 镭223联合恩扎卢胺 vs. 恩扎卢胺治疗mCRPC的Ⅱ期、随机、对照研究，共纳入47例患者，随访时间中位数为22个月。研究结果显示，与恩扎卢胺单药相比，镭223联合恩扎卢胺有较好获益，PSA-PFS2（定义为开始研究药物治疗直到后续治疗中PSA进展或死亡的时间，18.7个月 vs. 8.41个月，P=0.033）、TTNT（至后续治疗开始的时间，15.9个月 vs. 3.47个月，P=0.067）。Ⅱ期研究中共有37.8%的患者发生骨折，其中8.9%的患者在治疗期间出现，28.9%的患者在治疗完成后出现。PEACE-3 Ⅲ期临床研究（镭223+恩扎卢胺 vs. 恩扎卢胺）报道的安全性数据证实在应用骨保护剂的前提下，镭223联合恩扎卢胺不额外增加患者骨折事件的发生率（12个月的骨折发生率2.7% vs. 2.6%）[47-48]。

v 一项纳入了161例mCRPC患者的随机临床研究表明，米托蒽醌联合小剂量泼尼松比单用泼尼松在缓解患者疼痛（P<0.01）和改善生活质量（P=0.009）方面更有优势[49]。在另一篇纳入了242例激素难治前列腺癌患者的研究中，显示米托蒽醌联合氢化可的松对比单独氢化可的松组，在至治疗失败时间和疾病进展方面有所延长，但总体生存时间差异无统计学意义（12.3个月 vs. 12.6个月，P=0.77）[50]。米托蒽醌的主要不良反应：①骨髓抑制，引起白细胞和血小板减少，为剂量限制性毒性；②少数患者可能有心悸、期前收缩及心电图异常；③可有恶心、呕吐、食欲减退、腹泻等消化道反应；④偶见乏力、脱发、皮疹、口腔炎等。当其他能够延长CRPC患者生存时间或提高患者生活质量的药物不可及时，米托蒽醌可作为治疗方案。

w 一项纳入了113例mCRPC患者的研究表明，含铂化疗治疗后的总生存时间中位数为16个月（95% *CI* 13.6~19.0个月）[51]。另一项研究显示使用含铂化疗治疗后，36%的mCRPC患者的PSA下降超过50%[52]。铂类化疗的不良反应主要有：①骨髓抑制，表现为白细胞或中性粒细胞减少，以及血小板减少的情况；②肾脏不良反应和胃肠道反应，相对于顺铂而言此类反应比较轻微，常不需要进行水化、利尿；③神经不良反应和脱发的现象；④肝功能异常；⑤出现腹泻、全身无力，甚至腹痛等现象。使用铂类化疗时需密切关注不良反应，做好积极监测。

x 一项中国人群研究纳入39例激素治疗后进展至mCRPC的患者使用依托泊苷治疗，41%患者PSA下降超过50%，无进展生存时间中位数为5.9个月（1~17个月）[53]。依托泊苷的主要不良反应如下。①骨髓抑制：白细胞和血小板减少、贫血，此为剂量限制性毒性。②胃肠道反应：恶心，呕吐，食欲减退，口腔炎，腹泻；偶有腹痛，便秘。③变态反应：有时可出现皮疹、红斑、瘙痒等变态反应。④皮肤反应：脱发较明显，但具有可逆性。⑤神经毒性：手足麻木，头痛等。⑥其他反应：发热、心电图异常、低血压、静脉炎等。

预防及治疗骨相关事件[a]
药物治疗
骨改良药物：地舒单抗（Ⅰ级推荐）[b] 双膦酸盐：唑来膦酸（Ⅰ级推荐）、因卡膦酸二钠等[c] 镇痛药物[d]
补充钙、维生素 D
放射治疗[e]
手术治疗[f]

【注释】

a 骨相关事件（skeletal related events，SRE）是指骨转移引起的骨骼相关并发症。SRE 主要包括病理性骨折（尤其是椎体压缩或变形）、脊髓压迫、骨放疗后症状、骨转移病灶进展及高钙血症[54]。

b 地舒单抗是一种针对核因子受体激活剂 κB 配体的全人源单克隆抗体。三期临床试验对比地舒单抗和唑来膦酸治疗转移性去势抵抗前列腺癌的有效性和安全性。相较于唑来膦酸，地舒单抗显著延缓或预防骨相关事件的发生，首次骨相关事件发生时间延迟 3.6 个月（P=0.008），平均骨相关事件数减少 18%（P=0.008）[54]。在使用双膦酸盐和地舒单抗时，需要监测血钙，及时补充钙和维生素。

c 双膦酸盐：唑来膦酸可以显著减少骨相关事件发生，特别是病理性骨折。建议从骨转移开始，即使患者无症状，可使用唑来膦酸，1 个月或者 3 个月注射一次。唑来膦酸可长期使用，需要注意下颌骨坏死[55]。治疗前应进行口腔科检查，外伤、口腔科手术或牙齿感染史都会增加颌骨坏死的风险。不推荐使用在肾功能受损的患者（肌酐清除率<30ml/min）。因卡膦酸二钠，既往研究[56-57]证实能够有效地改善恶性肿瘤骨转移临床症状。

d 镇痛药物的使用：研究发现，亚洲转移性前列腺癌，患者使用阿片类镇痛药物的比例低于北美患者，在中度至严重程度的疼痛中这一差异依然存在[58-59]。骨转移疼痛处理原则：根据患者病情、体力状况、疼痛的部位及其特点，采取恰当的综合治疗手段，达到消除疼痛，提高生活质量的目的。镇痛药物首选口服无创途径给药、依照阶梯给药、按时给药和个体化给药。常用镇痛药物：①非甾体抗炎药物和对乙酰氨基酚；②阿片类药物；③双膦酸盐；④辅助镇痛用药，主要包括抗惊厥药、抗抑郁药、皮质激素、N- 甲基 -D- 天冬氨酸受体（N-methyl-D-aspartate receptor，NMDAR）拮抗剂及局部麻醉药等。

e 骨转移常引起椎体塌陷，病理骨折和脊髓压迫。外放射治疗也可以显著减轻骨痛改善症状。

f 一旦怀疑脊髓压迫，必须尽快给予大剂量激素治疗，并完善检查尽早手术介入。

参考文献

[1] SCHER HI, MORRIS MJ, STADLER WM, et al. Trial design and objectives for castration-resistant prostate cancer: Updated recommendations from the Prostate Cancer Clinical Trials Working Group 3. J Clin Oncol, 2016, 34 (12): 1402-1418.

[2] WANG B, LIU C, WEI Y, et al. A prospective trial of ^{68}Ga-PSMA and ^{18}F-FDG PET/CT in non-metastatic prostate cancer patients with an early PSA progression during castration. Clin Cancer Res, 2020, 26 (17): 4551-4558.

[3] LOWRANCE WT, MURAD MH, OH WK, et al. Castration-resistant prostate cancer: AUA Guide-line Amendment 2018. J Urol, 2018, 200 (6): 1264-1272.

[4] SMITH MR, SAAD F, CHOWDHURY S, et al. Apalutamide treatment and metastasis-free survival in prostate cancer. N Engl J Med, 2018, 378 (15): 1408-1418.

[5] SMITH MR, SAAD F, CHOWDHURY S, et al. Apalutamide and overall survival in prostate cancer. Eur Urol, 2021, 79 (1): 150-158.

[6] FIZAZI K, SHORE N, TAMMELA TL, et al. Nonmetastatic, castration-resistant prostate cancer and survival with darolutamide. N Engl J Med, 2020, 383 (11): 1040-1049.

[7] FIZAZI K, SHORE N, TAMMELA TL, et al. Darolutamide in nonmetastatic, castration-resistant prostate cancer. N Engl J Med, 2019, 380 (13): 1235-1246.

[8] HUSSAIN M, FIZAZI K, SAAD F, et al. Enzalutamide in men with nonmetastatic, castration-resistant prostate cancer. N Engl J Med, 2018, 378 (26): 2465-2474.

[9] CHEN Z, CHEN N, SHEN P, et al. The presence and clinical implication of intraductal carcinoma of prostate in meta-

static castration resistant prostate cancer. Prostate, 2015, 75 (12): 1247-1254.

[10] ZHAO J, SUN G, LIAO B, et al. Novel nomograms for castration-resistant prostate cancer and survival outcome in patients with de novo bone metastatic prostate cancer. BJU Int, 2018, 122 (6): 994-1002.

[11] ZHAO J, SHEN P, SUN G, et al. The prognostic implication of intraductal carcinoma of the prostate in metastatic castration-resistant prostate cancer and its potential predictive value in those treated with docetaxel or abiraterone as first-line therapy. Oncotarget, 2017, 8 (33): 55374-55383.

[12] SONG W, SONI V, KHERA M. Combined tests of prostate specific antigen and testosterone will improve diagnosis and monitoring the progression of prostate cancer. Asian J Androl, 2015, 17 (5): 807-810.

[13] BASCH E, AUTIO K, RYAN CJ, et al. Abiraterone acetate plus prednisone versus prednisone alone in chemotherapy-naive men with metastatic castration-resistant prostate cancer: Patient-reported outcome results of a randomised phase 3 trial. Lancet Oncol, 2013, 14 (12): 1193-1199.

[14] RYAN CJ, SMITH MR, FIZAZI K, et al. Abiraterone acetate plus prednisone versus placebo plus prednisone in chemotherapy-naive men with metastatic castration-resistant prostate cancer (COU-AA-302): Final overall survival analysis of a randomised, double-blind, placebo-controlled phase 3 study. Lancet Oncol, 2015, 16 (2): 152-160.

[15] YE D, HUANG Y, ZHOU F, et al. A phase 3, double-blind, randomized placebo-controlled efficacy and safety study of abiraterone acetate in chemotherapy-naïve patients with mCRPC in China, Malaysia, Thailand and Russia. Asian J Urol, 2017, 4 (2): 75-85.

[16] PU YS, AHN HJ, HAN WQ, et al. Enzalutamide in chemotherapy-naïve metastatic castration-resistant prostate cancer: An Asian multiregional, randomized study. Adv Ther, 2022, 39 (6): 2641-2656.

[17] BEER TM, ARMSTRONG AJ, RATHKOPF D, et al. Enzalutamide in men with chemotherapy-naïve metastatic castration-resistant prostate cancer: Extended analysis of the phase 3 PREVAIL study. Eur Urol, 2017, 71 (2): 151-154.

[18] ZHOU T, ZENG SX, YE DW, et al. A multicenter, randomized clinical trial comparing the three-weekly docetaxel regimen plus prednisone versus mitoxantone plus prednisone for Chinese patients with metastatic castration refractory prostate cancer. PLoS One, 2015, 10 (1): e0117002.
[19] TANNOCK IF, DE WIT R, BERRY WR, et al. Docetaxel plus prednisone or mitoxantrone plus prednisone for advanced prostate cancer. N Engl J Med, 2004, 351 (15): 1502-1512.
[20] HE D, SUN Z, GUO J, et al. A multicenter observational study of the real-world use of docetaxel for metastatic castration-resistant prostate cancer in China. Asia Pac J Clin Oncol, 2019, 15 (3): 144-150.
[21] PARKER C, NILSSON S, HEINRICH D, et al. Alpha emitter Radium-223 and survival in metastatic prostate cancer. N Engl J Med, 2013, 369 (3): 213-223.
[22] SARTOR O, HOSKIN P, COLEMAN RE, et al. Chemotherapy following Radium-223 dichloride treatment in ALSYMPCA. Prostate, 2016, 76 (10): 905-916.
[23] PARKER CC, COLEMAN RE, SARTOR O, et al. Three-year safety of Radium-223 dichloride in patients with castration-resistant prostate cancer and symptomatic bone metastases from phase 3 Randomized Alpharadin in Symptomatic Prostate Cancer Trial. Eur Urol, 2018, 73 (3): 427-435.
[24] HEIDENREICH A, GILLESSEN S, HEINRICH D, et al. Radium-223 in asymptomatic patients with castration-resistant prostate cancer and bone metastases treated in an international early access program. BMC Cancer, 2019, 19 (1): 12.
[25] 王弘恺，戴波，朱耀，等．镭-223 治疗 48 例骨转移去势抵抗性前列腺癌的疗效及安全性．中华泌尿外科杂志，2022, 43 (7): 535-539.
[26] CLARKE NW, ARMSTRONG AJ, THIERY-VUILLEMIN A, et al. Final overall survival (OS) in PROpel: Abiraterone (abi) and olaparib (ola) versus abiraterone and placebo (pbo) as first-line (1L) therapy for metastatic castration-resistant prostate cancer (mCRPC). J Clin Oncol, 2023, 41 (6_suppl): LBA16.

[27] DE BONO J, MATEO J, FIZAZI K, et al. Olaparib for metastatic castration-resistant prostate cancer. N Engl J Med, 2020, 382 (22): 2091-2102.
[28] AGARWAL N, AZAD A, CARLES J, et al. TALAPRO-2: Phase 3 study of talazoparib (TALA) + enzalutamide (ENZA) versus placebo (PBO) + ENZA as first-line (1L) treatment in patients (pts) with metastatic castration-resistant prostate cancer (mCRPC). J Clin Oncol, 2023, 41 (6_suppl): LBA17.
[29] CHI KN, RATHKOPF D, SMITH MR, et al. Niraparib and abiraterone in metastatic prostate cancer. J Clin Oncol, 2023, 41 (18): 3339-3351.
[30] EFSTATHIOU E, SMITH MR, SANDHU S, et al. Niraparib (NIRA) with abiraterone acetate and prednisone (AAP) in patients (pts) with metastatic castration-resistant prostate cancer (mCRPC) and homologous recombination repair (HRR) gene alterations: Second interim analysis (IA2) of MAGNITUDE. J Clin Oncol, 2023, 41 (6_suppl): 170.
[31] CASTRO E, CHI KN, SANDHU S, et al. Impact of run-in treatment with abiraterone acetate and prednisone (AAP) in the MAGNITUDE study of niraparib (NIRA) and AAP in patients (pts) with metastatic castration-resistant prostate cancer (mCRPC) and homologous recombination repair (HRR) gene alterations. J Clin Oncol, 2023, 41 (6_suppl): 170.
[32] QIN X, JI D, GU W, et al. Activity and safety of SHR3680, a novel antiandrogen, in patients with metastatic castration-resistant prostate cancer: A phase Ⅰ/Ⅱ trial. BMC Med, 2022, 20 (1): 84.
[33] RATHKOPF DE, ANTONARAKIS ES, SHORE ND, et al. Safety and antitumor activity of apalutamide (ARN-509) in metastatic castration-resistant prostate cancer with and without prior abiraterone acetate and prednisone. Clin Cancer Res, 2017, 23 (14): 3544-3551.
[34] FIZAZI K, MASSARD C, BONO P, et al. Activity and safety of ODM-201 in patients with progressive metastatic castration-resistant prostate cancer (ARADES): An open-label phase 1 dose-escalation and randomised phase 2 dose expansion trial. Lancet Oncol, 2014, 15 (9): 975-985.

[35] BONO JSD, MATSUBARA N, PENEL N, et al. Exploratory gene-by-gene analysis of olaparib efficacy in patients with metastatic castration-resistant prostate cancer (mCRPC): PROfound. J Clin Oncol, 2021, 39 (6_suppl): 126.
[36] DE BONO J, MATEO J, FIZAZI K, et al. Olaparib for metastatic castration-resistant prostate cancer. N Engl J Med, 2020, 382 (22): 2091-2102.
[37] PAN J, YE DW, ZHU Y, et al. Olaparib outcomes in metastatic castration resistant prostate cancer: First real world experience in safety and efficacy from the Chinese mainland. Prostate International, 2022, 10 (3): 142-147.
[38] DONG B, YANG B, CHEN W, et al. Olaparib for Chinese metastatic castration-resistant prostate cancer: A real-world study of efficacy and gene predictive analysis. Med Oncol, 2022, 39 (5): 96.
[39] DE BONO JS, OUDARD S, OZGUROGLU M, et al. Prednisone plus cabazitaxel or mitoxantrone for metastatic castration-resistant prostate cancer progressing after docetaxel treatment: A randomised open-label trial. Lancet, 2010, 376 (9747): 1147-1154.
[40] EISENBERGER M, HARDY-BESSARD AC, KIM CS, et al. Phase Ⅲ study comparing a reduced dose of cabazitaxel (20 mg/m^2) and the currently approved dose (25 mg/m^2) in postdocetaxel patients with metastatic castration-resistant prostate cancer-PROSELICA. J Clin Oncol, 2017, 35 (28): 3198-3206.
[41] MERSEBURGER AS, ATTARD G, BOYSEN G, et al. A randomized, double-blind, placebo (PBO)-controlled, phase 3b study of the efficacy and safety of continuing enzalutamide (ENZA) in chemotherapy-naïve, metastatic castration-resistant prostate cancer (mCRPC) patients (pts) treated with docetaxel (DOC) plus prednisolone (PDN) who have progressed on ENZA: PRESIDE. J Clin Oncol, 2022, 40 (6_suppl): 15.
[42] 杨振宇，叶阳天，李志勇，等．泼尼松转换为地塞米松治疗 mCRPC 的疗效分析．中华泌尿外科杂志，2020, 41 (8): 597-602.
[43] SARTOR O, DE BONO J, CHI KN, et al. Lutetium-177-PSMA-617 for metastatic castration-resistant prostate cancer. N Engl J Med, 2021, 385 (12): 1091-1103.

[44] 韦煜，张挺维，何屹，等．氟唑帕利治疗转移性去势抵抗性前列腺癌的初步有效性及安全性研究．中国癌症杂志，2021, 31 (7): 561-566.
[45] YE DW, GU C, HUA LX, et al. Deutenzalutamide, an oral deuterated androgen receptor inhibitor, vs placebo for patients with mCRPC who have experienced treatment failure with abiraterone and docetaxel: Results of the HC-1119-04 phase 3 trial. J Clin Oncol, 2023, 41 (16_suppl): 5065.
[46] LE DT, URAM JN, WANG H, et al. PD-1 blockade in tumors with mismatch-repair deficiency. N Engl J Med, 2015, 372 (26): 2509-2520.
[47] MAUGHAN BL, KESSEL A, MCFARLAND TR, et al. Radium-223 plus enzalutamide versus enzalutamide in metastatic castration-refractory prostate cancer: Final safety and efficacy results. Oncologist, 2021, 26 (12): 1006-e2129.
[48] GILLESSEN S, CHOUDHURY A, VIDA AR, et al. Decreased fracture rate by mandating bone protecting agents in the EORTC 1333/PEACE Ⅲ trial combining Ra223 with enzalutamide versus enzalutamide alone: An updated safety analysis. J Clin Oncol, 2021, 39 (15_suppl): 5002.
[49] OSOBA D, TANNOCK IF, ERNST DS, et al. Health-related quality of life in men with metastatic prostate cancer treated with prednisone alone or mitoxantrone and prednisone. J Clin Oncol, 1999, 17 (6): 1654-1663.
[50] KANTOFF PW, HALABI S, CONAWAY M, et al. Hydrocortisone with or without mitoxantrone in men with hormone-refractory prostate cancer: Results of the cancer and leukemia group B 9182 study. J Clin Oncol, 1999, 17 (8): 2506-2513.
[51] APARICIO AM, HARZSTARK AL, CORN PG, et al. Platinum-based chemotherapy for variant castrate-resistant prostate cancer. Clin Cancer Res, 2013, 19 (13): 3621-3630.
[52] SCHMID S, OMLIN A, HIGANO C, et al. Activity of platinum-based chemotherapy in patients with advanced prostate cancer with and without DNA repair gene aberrations. JAMA Netw Open, 2020, 3 (10): e2021692.

[53] ZHU YP, YAO XD, ZHANG SL, et al. Oral etoposide and oral prednisone for the treatment of castration resistant prostate cancer. Kaohsiung J Med Sci, 2014, 30 (2): 82-85.
[54] YANG Y, MA Y, SHENG J, et al. A multicenter, retrospective epidemiologic survey of the clinical features and management of bone metastatic disease in China. Chin J Cancer, 2016, 35: 40.
[55] ZHU Y, MO M, WEI Y, et al. Epidemiology and genomics of prostate cancer in Asian men. Nat Rev Urol, 2021, 18 (5): 282-301.
[56] ROYDHOUSE JK, SUZMAN DL, MENAPACE LA, et al. Global variation in opioid use in prostate cancer trials. JAMA Oncol, 2019, 5 (11): e192971.
[57] 中国抗癌协会泌尿男生殖系肿瘤专业委员会前列腺癌学组 . 前列腺癌骨转移多学科诊疗专家共识 (2020 版). 肿瘤防治研究 , 2020, 47 (7): 479-486.
[58] WANG Y, TANG Z, MENG R, et al. Side effects of incardronate disodium compared to pamidronate disodium in the treatment of bone metastasis pain: A systematic review and meta-analysis. Ann Palliat Med, 2021, 10 (11): 11950-11959.
[59] WEINFURT KP, ANSTROM KJ, CASTEL LD, et al. Effect of zoledronic acid on pain associated with bone metastasis in patients with prostate cancer. Ann Oncol, 2006, 17 (6): 986-989.

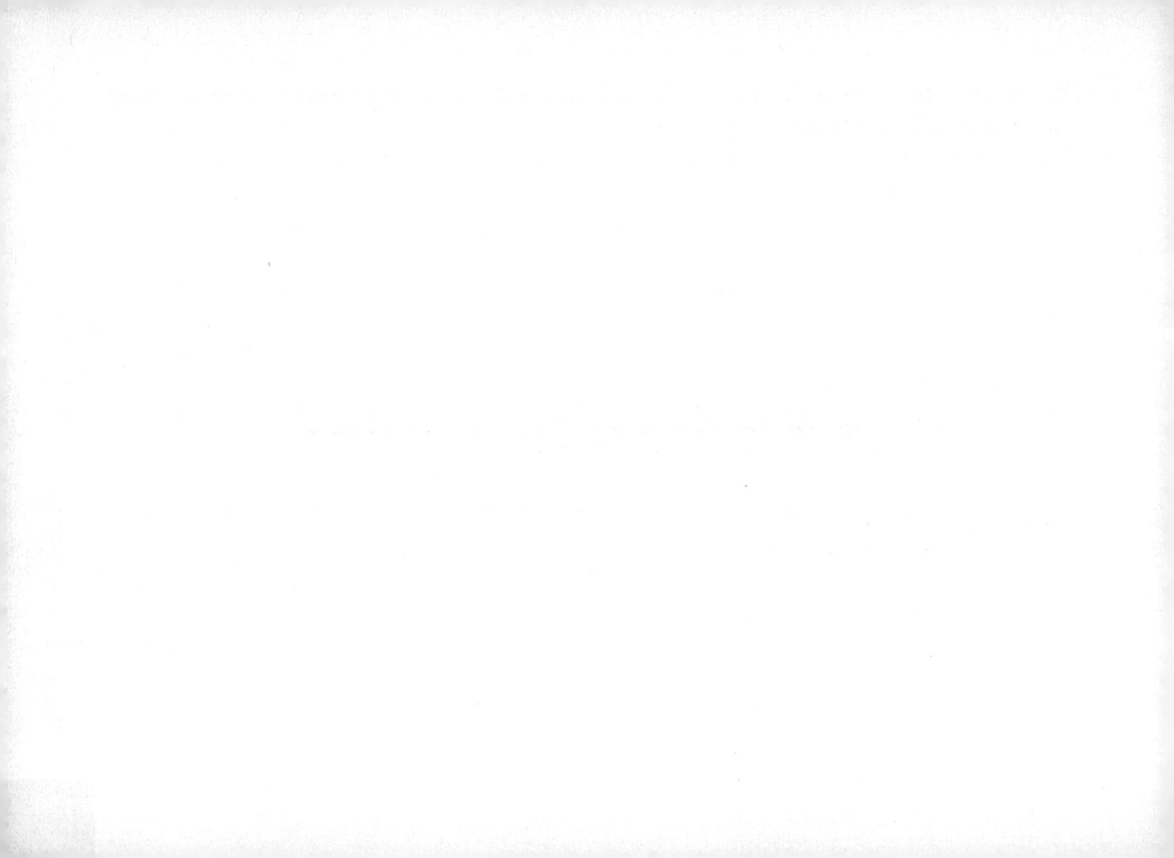

9　前列腺癌特定亚型的诊疗

9.1 前列腺导管腺癌的诊疗[a]

诊断[b]	• 临床特征： 初期症状隐匿 PSA 较低 下尿路症状 • 病理特征： 高柱状假复层细胞组成 完整的基底细胞 Gleason 评分系统中通常评为 4 级 • 规律的影像学检测评估 • 基因检测		
预后[c]	• 进展快 更高的远处转移率 生存结果不佳		

	Ⅰ级推荐	Ⅱ级推荐	Ⅲ级推荐
治疗[d]			• 推荐综合治疗模式 • 局限期可考虑根治性手术联合放疗，放疗、激素治疗或者联合 • 进展期考虑激素治疗或者基于基因突变的靶向药物 • 转移病灶可考虑局部治疗控制症状 • 临床试验

【注释】

a 导管腺癌（ductal adenocarcinoma，DAC）是前列腺癌最常见的组织学变异亚型，发病率为0.1%~12.7%[1-2]，其中多数合并腺泡腺癌，其次为尿路上皮癌、黏液腺癌、肉瘤样癌等类型，约占前列腺癌的5%。导管腺癌源于前列腺大导管和次级导管，是除腺泡腺癌以外最常见的前列腺癌亚型，具有独特的侵袭性生物学特性[3]。

b 与PAC相比DAC的诊断通常具有挑战性，传统的前列腺癌诊断工具例如PSA、临床检查和影像学方法无法鉴别该疾病、可靠性较低。DAC早期血清PSA较低，较难发现。大多数DAC存在下尿路症状，可出现镜下血尿或肉眼血尿、尿路梗阻、尿量减少或尿潴留等表现，当肿瘤浸润至精囊腺或尿道时可出现血精[4-5]。来自大型根治性前列腺切除术数据库的分析表明67%~100%的DAC发生在外周区，多达46%的患者肿瘤融合成块向内生长影响移行区，30%患者前列腺尿道部受影响，导致泌尿系统症状[2,6]。由于DAC患者在低PSA水平下会发生骨和内脏转移，因此有必要通过影像学（包括胸部CT等）对局部疾病的根治性治疗后进行积极监测[7]。典型导管腺癌最具诊断价值的特征是具有中央纤维血管的乳头、分层核、高柱状上皮和核延伸现象[8]。IDC-P与DAC的区别是前者有完整的基底细胞，而后者没有。DAC在Gleason评分系统中通常评为4级，如果是相对少见的实性结构则为5级。导管腺癌和大/小细胞神经内分泌癌的独特侵袭性应在病理报告中予以报告[9]。

c 与高风险PAC相比，DAC往往进展较快，DAC初诊即转移的发生率是PAC的3倍。DAC患者总体生存率较PAC特异性生存率显著降低，死亡风险增加[10]。但也有研究表明，导管腺癌并非转移性前列腺癌患者的不良预后因素[11]。

d DAC是一种较为罕见的前列腺癌，其治疗方式包括根治性前列腺手术、放疗、激素治疗或联合治疗。相比于PAC，DAC手术或放疗的结果较差，基因组构成类似于去CRPC，在治疗局部DAC时，通常需要预先进行多模式综合治疗。在基于SEER数据库的分析研究中，DAC患者的辅助或挽救放疗率也高于PAC患者（15.4% vs. 2.8%），根治性放疗联合内分泌治疗可使局限性导管腺癌患者获得较长的生存期[12-13]。导管腺癌对药物去势和手术去势均有良好的反应。在112例转移性DAC的研究系列中，105例（93.7%）接受标准ADT，随访时间中位数为30个月，85.8%在初始治疗进展后平均需要3.2线全身治疗[14]。

参考文献

[1] KNIPPER S, PREISSER F, MAZZONE E, et al. Contemporary comparison of clinicopathologic characteristics and survival outcomes of prostate ductal carcinoma and acinar adenocarcinoma: A population-based study. Clin Genitourin Cancer, 2019, 17 (3): 231-237.

[2] SAMARATUNGA H, DUFFY D, YAXLEY J, et al. Any proportion of ductal adenocarcinoma in radical prostatectomy specimens predicts extraprostatic extension. Hum Pathol, 2010, 41 (2): 281-285.

[3] JANG WS, SHIN SJ, YOON CY, et al. Prognostic significance of the proportion of ductal component in ductal adenocarcinoma of the prostate. J Urol, 2017, 197 (4): 1048-1053.

[4] VINCENEUX A, BRUYÈRE F, HAILLOT O, et al. Ductal adenocarcinoma of the prostate: Clinical and biological profiles. Prostate, 2017, 77 (12): 1242-1250.

[5] RUBINOWICZ DM, SOLOWAY MS, LIEF M, et al. Hemospermia and expressed tumor in the urethra: An unusual presentation of ductal carcinoma of the prostate. J Urol, 2000, 163 (3): 915.
[6] SEIPEL AH, WIKLUND F, WIKLUND NP, et al. Histopathological features of ductal adenocarcinoma of the prostate in 1, 051 radical prostatectomy specimens. Virchows Arch, 2013, 462 (4): 429-436.
[7] COFFEY N, SCHIEDA N, CRON G, et al. Multi-parametric (mp) MRI of prostatic ductal adenocarcinoma. J Magn Reson Imaging, 2015, 41 (6): 1639-1645.
[8] SEIPEL AH, DELAHUNT B, SAMARATUNGA H, et al. Diagnostic criteria for ductal adenocarcinoma of the prostate: Interobserver variability among 20 expert uropathologists. Histopathology, 2014, 65 (2): 216-227.
[9] VAN DER KWAST T, BUBENDORF L, MAZEROLLES C, et al. Guidelines on processing and reporting of prostate biopsies: The 2013 update of the pathology committee of the European Randomized Study of Screening for Prostate Cancer (ERSPC). Virchows Arch, 2013, 463 (3): 367-377.
[10] MORGAN TM, WELTY CJ, VAKAR-LOPEZ F, et al. Ductal adenocarcinoma of the prostate: Increased mortality risk and decreased serum prostate specific antigen. J Urol, 2010, 184 (6): 2303-2307.
[11] WU T, ZHAO J, LIU Z, et al. Does ductal adenocarcinoma of the prostate (DA) have any prognostic impact on patients with de novo metastatic prostate cancer? . Prostate, 2019, 79 (14): 1673-1682.
[12] RANASINGHE W, SHAPIRO DD, ZHANG M, et al. Optimizing the diagnosis and management of ductal prostate cancer. Nat Rev Urol, 2021, 18 (6): 337-358.
[13] PACKIAM VT, PATEL SG, PARISER JJ, et al. Contemporary population-based comparison of localized ductal adenocarcinoma and high-risk acinar adenocarcinoma of the prostate. Urology, 2015, 86 (4): 777-782.
[14] RANASINGHE W, BROOKS NA, ELSHESHTAWI MA, et al. Patterns of metastases of prostatic ductal adenocarcinoma. Cancer, 2020, 126 (16): 3667-3673.

9.2 前列腺导管内癌的诊疗[a]

诊断[b]	• 临床特征： 病灶快速进展但 PSA 没有成比例的升高 更大的肿瘤体积 更晚期的病理阶段 更多的前列腺包膜外侵犯及淋巴结转移 • 病理特征： 导管腺泡系统的扩张性上皮增生 跨腔生长实性、筛状和 / 或筛状结构 带扩大的多形性核的松散的筛网状或微乳头状结构 有丝分裂增加，核呈多形性 至少部分保留的基底细胞层 通常是合并高级别浸润性腺癌 很少合并 Gleason 1 级或良性腺泡 • 规律的影像学检测评估 • 基因检测
预后[c]	早期生化复发 更高的远处转移率 生存结果不佳

	Ⅰ 级推荐	Ⅱ 级推荐	Ⅲ 级推荐
治疗 [d]			• 局限期可考虑根治性治疗（手术或放疗），联合 / 不联合激素治疗或放疗 • 优先考虑 NHA 治疗 • 根据基因检测结果考虑 PARP 抑制剂、PD-L1 抑制剂 • 临床试验

【注释】

a 前列腺导管内癌（Intraductal carcinoma of the prostate，IDC-P）是前列腺腺癌的一种独特且具有侵袭性的形态学变异，通常与不良的病理特征相关，例如晚期、高级别和相对较大的肿瘤体积[1]。在一项纳入 38 个前列腺癌队列的系统评价中，IDC-P 的患病率从低危患者的 2.1% 分别增加到中危患者、高危患者和转移性疾病患者的 23.1%、36.7% 和 56.0%[2]。

b IDC-P 的诊断主要依赖于病理检查，第五版 WHO IDC-P 诊断基本标准[3]：①导管腺泡系统的扩张性上皮增生；②跨腔生长实性、筛状和 / 或筛状结构；③带扩大的多形性核的松散的筛网状或微乳头状结构；④残留基底细胞。理想标准包括免疫组织化学显示至少部分基底细胞保留。研究表明具有侵袭性筛状模式的腺泡前列腺癌、前列腺导管内癌或导管腺癌在一定程度上增加了基因组不稳定性，具有这些组织学的肿瘤更可能含有体细胞 *MMR* 基因[4]。IDC-P 的基因组中

TMPRSS2::*ERG* 基因融合、*PTEN* 缺失比例较高和胚系 *BRCA2* 突变率较高，基因组不稳定比例增加[5]。此外，IDC-P 起源的前列腺肿瘤组织中胚系同源 DNA 修复基因突变可能更常见[6]，*BRCA2* 突变的前列腺癌患者肿瘤组织中 IDC-P 更为常见[7]。活检样本中存在导管内癌的患者应进行胚系检测。

c 任何阶段的前列腺癌中 IDC-P（+）往往与不良生存预后相关。活检或根治性前列腺切除术标本中 IDC-P 的存在与初始治疗后的早期复发、转移性疾病对 ADT 或紫杉烷化疗的治疗反应降低显著相关[8]。在局限性前列腺癌中，IDC-P（+）患者的生化复发比例更高，肿瘤特异性生存时长更短，在转移性去势抵抗性前列腺癌中，IDC-P（+）患者 PSADT 时长更短，死亡率更高[9]。

d IDC-P（+）的前列腺癌患者治疗与 IDC-P（-）前列腺癌的治疗有所区别。IDC-P（+）的 mCRPC 患者一线接受 NHA 治疗生存获益优于紫杉醇类化疗。回顾性研究显示，IDC-P（+）患者接受阿比特龙治疗相比较多西他赛治疗能够获得更长的 PSA-PFS 和 OS（PSA-PFS：13.5 个月 vs. 6.0 个月，P=0.012；OS：未达到 vs. 14.7 个月，P=0.128）[10]。IDC-P2（+）的 mCRPC 患者与 IDC-P（-）患者比较，无论接受阿比特龙治疗（PSA - PFS：11.9 个月 vs. 6.1 个月，P<0.001；rPFS：18.9 个月 vs. 9.6 个月，P<0.001）还是多西他赛（PSA - PFS：6.2 个月 vs. 3.0 个月，P<0.001；rPFS：15.1 个月 vs. 5.5 个月，P<0.001）均预后不佳[11]。在一项纳入 131 例中国 mCRPC 患者的研究中，62 例（47.3%）病理明确为 IDC-P 患者，随访发现与非 IDC-P 患者相比，IDC-P 患者的 OS 中位数显著缩短（HR=2.28，95% CI 1.35~3.86；14.7 个月 vs. 34.5 个月，P=0.002），IDC-P 患者一线选择使用阿比特龙优于多西他赛[10]。导管内 / 导管组织学和淋巴血管浸润的存在似乎与前列腺癌男性的致病性生殖系 DNA 修复基因突变有关，IDC-P（+）

患者具有更高比例的高 HRD 评分或携带 *HRR* 基因突变的比例高于 IDC-P（-）患者[12]。同时，*HRR* 基因突变（+）患者中的 IDC-P（+）比例也更高，提示 IDC-P（+）有可能从 PARP 抑制剂治疗中获益[6]。

参考文献

[1] VARMA M, DELAHUNT B, EGEVAD L, et al. Intraductal carcinoma of the prostate: A critical re-appraisal. Virchows Arch, 2019, 474 (5): 525-534.

[2] PORTER LH, LAWRENCE MG, ILIC D, et al. Systematic review links the prevalence of intraductal carcinoma of the prostate to prostate cancer risk categories. Eur Urol, 2017, 72 (4): 492-495.

[3] NETTO GJ, AMIN MB, BERNEY DM, et al. The 2022 World Health Organization Classi fication of Tumors of the Urinary System and Male Genital Organs-Part B: Prostate and urinary tract tumors. Eur Urol, 2022, 82 (5): 469-482.

[4] BÖTTCHER R, KWELDAM CF, LIVINGSTONE J, et al. Cribriform and intraductal prostate cancer are associated with increased genomic instability and distinct genomic alterations. BMC Cancer, 2018, 18 (1): 8.

[5] KANG M, LEE H, BYEON SJ, et al. Genomic features and clinical implications of intraductal carcinoma of the prostate. Int J Mol Sci, 2021, 22 (23): 13125.

[6] ISAACSSON VELHO P, SILBERSTEIN JL, MARKOWSKI MC, et al. Intraductal/ductal histology and lymphovascular invasion are associated with germline DNA-repair gene mutations in prostate cancer. Prostate, 2018, 78 (5): 401-407.

[7] TAYLOR RA, FRASER M, LIVINGSTONE J, et al. Germline BRCA2 mutations drive prostate cancers with distinct

evolutionary trajectories. Nat Commun, 2017, 8: 13671.
[8] MIURA N, MORI K, MOSTAFAEI H, et al. The prognostic impact of intraductal carcinoma of the prostate: A systematic review and meta-analysis. J Urol, 2020, 204 (5): 909-917.
[9] CHEN Z, CHEN N, SHEN P, et al. The presence and clinical implication of intraductal carcinoma of prostate in metastatic castration resistant prostate cancer. Prostate, 2015, 75 (12): 1247-1254.
[10] ZHAO J, SHEN P, SUN G, et al. The prognostic implication of intraductal carcinoma of the prostate in metastatic castration-resistant prostate cancer and its potential predictive value in those treated with docetaxel or abiraterone as first-line therapy. Oncotarget, 2017, 8 (33): 55374-55383.
[11] WANG Z, ZHU S, ZHAO J, et al. The heterogeneity of intraductal carcinoma of the prostate is associated with different efficacy of standard first-line therapy for patients with metastatic castration-resistant prostate cancer. Prostate, 2021, 81 (15): 1191-1201.
[12] ZHU S, ZHAO J, NIE L, et al. Homologous recombination deficiency (HRD) score in aggressive prostatic adenocarcinoma with or without intraductal carcinoma of the prostate (IDC-P). BMC Med, 2022, 20 (1): 237.

9.3 前列腺神经内分泌癌的诊疗[a]

初次诊断	• **原发 NEPC** 组织学类型： 小细胞神经内分泌癌 大细胞神经内分泌癌 混合型神经内分泌肿瘤 • **t-NEPC** 组织学类型可见小细胞 / 大细胞 / 混合型
t-NEPC 诊断和随访[b]	• 下列情况需考虑再次穿刺： 小细胞 NEPC 的组织学证据（单纯或混合型） 仅存在内脏转移 影像学检查提示溶解性骨转移为主 前列腺 / 骨盆存在巨大淋巴结（≥5cm）或巨大（≥5cm）高级别（Gleason≥8 级）（即级别组≥4）肿块 （ADT 之前或去势过程中出现进展时）初始低 PSA（≤10ng/ml）加上大量（≥20 个）骨转移灶

前列腺神经内分泌癌的诊疗（续）

t-NEPC 诊断和随访[b]	在初始诊断或进展时，在组织学（CHGA 或 SYN 染色阳性）或血清（CHGA 或 GRP）的血清水平异常高，存在神经内分泌标志物；或以下其他原因：血清 LDH 升高（≥2×ULN）、恶性高钙血症、血清 CEA 升高（≥2×ULN） 开始激素治疗后到雄激素非依赖性进展的时间间隔≤6个月，无论是否存在神经内分泌标志物 • 外周血监测：血清学标志物（NSE、CEA、CHGA） • 规律的影像学检测评估 • 基因检测		
预后	• 前列腺腺癌组织存在神经内分泌分化是否影响预后存在争议 • 类癌、小细胞癌及大细胞癌总体进展较快，生存结局差		
	Ⅰ级推荐	Ⅱ级推荐	Ⅲ级推荐
治疗[c]			• 铂类为基础的化疗 • 存在 NE 分化的腺癌参照腺癌治疗 • 临床试验

【注释】

a 神经内分泌前列腺癌（neuroendocrine prostate，cancer，NEPC）是前列腺癌的一种具有高度侵袭性的组织学亚型，初诊时 NEPC 极少见，约占 2%[1]。在 11%~17% 接受过激素治疗的前列腺腺癌患者中可观察到 NEPC，考虑前列腺癌抗雄激素治疗诱导的治疗相关 NEPC（treatment-emergent neuroendocrine prostate cancer，t-NEPC）[2-3]。

b NEPC 特征性表现是雄激素受体和 PSA、PSMA 等前列腺特异性标志物表达下降，而 CHGA、CEA 和 NSE 等神经相关标志物表达升高[4]。对于 ADT 无反应，转移灶检测见阳性病灶的病例需考虑小细胞 /NEPC 的发生。影像学检查在 NEPC 的诊断及治疗中必不可少，尽管 CHGA 和 NSE 等标志的基线测量灵敏度不高，但在血清标志物升高的情况下临床医生应考虑活检[5]。此外，PSA 不高但肿瘤进展迅速、初始分级为 5 级的患者也是发生神经内分泌癌的高危人群，应考虑对转移灶进行活检[6]。神经内分泌前列腺癌患者更容易发生内脏转移[11]。晚期前列腺癌中通过不同的克隆进化出现了另一种 AR- 非依赖细胞状态，在 NEPC 中 AR 转录活性降低，存在抑癌基因 *TP53*、*RB1* 和 *PTEN* 的双等位基因缺失和 / 或突变[7]。需要注意的是 DNA 修复通路基因（*BRCA1*、*BRCA2*、*ATM*、*CDK12*、*RAD51*、*PALB2*、*FANCA*、*CHEK2*、*MLH1*、*MSH2*、*MLH3* 和 *MSH6*）中有害突变和 / 或拷贝数丢失与 t-NEPC 几乎完全相互排斥[3]。

c NEPC 目前的治疗仍是以铂类为基础的化疗。一项研究在 1 845 例前列腺癌患者中纳入了 14 例经组织学诊断为 NEPC 的患者，4 例患者（0.22%）初诊为 NEPC，10 例患者考虑为 t-NEPC。一线铂类药物治疗的客观有效率（ORR）为 66.7%，PFS 中位数为 7.5 个月，OS 中位数为 20.3

个月[8]。一项国内研究纳入了43例NEPC患者，其中13/43（30%）存在*DRG*基因缺失，其中11例（11/13，85%）患者对铂类化疗出现有效反应，包括7例*BRCA1/2*突变和2例*MSH2*突变患者[9]。因为前列腺小细胞神经内分泌癌的行为与肺小细胞癌相似，可参照小细胞肺癌指南进行治疗。临床试验有可能带给患者更好的获益，应鼓励前列腺癌患者参加临床试验[10]。

参考文献

[1] ZAFFUTO E, POMPE R, ZANATY M, et al. Contemporary incidence and cancer control outcomes of primary neuro-endocrine prostate cancer: A seer database analysis. Clin Genitourin Cancer, 2017, 15 (5): e793-e800.

[2] ABIDA W, CYRTA J, HELLER G, et al. Genomic correlates of clinical outcome in advanced prostate cancer. Proc Natl Acad Sci U S A, 2019, 116 (23): 11428-11436.

[3] AGGARWAL R, HUANG J, ALUMKAL JJ, et al. Clinical and genomic characterization of treatment-emergent small-cell neuroendocrine prostate cancer: A multi-institutional prospective study. J Clin Oncol, 2018, 36 (24): 2492-2503.

[4] YAO JL, MADEB R, BOURNE P, et al. Small cell carcinoma of the prostate: An immunohistochemical study. Am J Surg Pathol, 2006, 30 (6): 705-712.

[5] HVAMSTAD T, JORDAL A, HEKMAT N, et al. Neuroendocrine serum tumour markers in hormone-resistant prostate cancer. Eur Urol, 2003, 44 (2): 215-221.

[6] SELLA A, KONICHEZKY M, FLEX D, et al. Low PSA metastatic androgen-independent prostate cancer. Eur Urol, 2000, 38 (3): 250-254.

[7] BELTRAN H, PRANDI D, MOSQUERA JM, et al. Divergent clonal evolution of castration-resistant neuroendocrine

prostate cancer. Nat Med, 2016, 22 (3): 298-305.
[8] IWAMOTO H, NAKAGAWA R, MAKINO T, et al. Treatment outcomes in neuroendocrine prostate cancer. Anticancer Res, 2022, 42 (4): 2167-2176.
[9] ZHU S, ZHANG Z, ZHANG H, et al. DNA-repair status should be assessed in treatment-emergent neuroendocrine prostate cancer before platinum-based therapy. Prostate, 2022, 82 (4): 464-474.
[10] KNEPPER TC, MCLEOD HL. When will clinical trials finally reflect diversity? . Nature, 2018, 557 (7704): 157-159.
[11] ZHOU J, DING J, QI J. Comparison of typical prostate adenocarcinoma and rare histological variant prostate cancer showed different characteristics and prognosis: A surveillance, epidemiology, and end results database analysis. Eur Urol, 2022, 82 (2): 152-155.

9.4 前列腺间叶源性肿瘤的诊疗[a, b, c]

诊断	• 临床特征： 发病以青少年为主，≤40 岁者占 70% 临床表现不典型，与肿块占位相关的梗阻或者疼痛 • 病理类型： 平滑肌肉瘤[b] 横纹肌肉瘤[c] 软骨肉瘤 血管肉瘤 恶性纤维组织细胞瘤 恶性外周神经鞘瘤血管瘤 软骨瘤 平滑肌瘤 颗粒细胞瘤 血管外皮细胞瘤 孤立性纤维瘤 影像学检查
预后	进展快 总体生存结果不佳

	Ⅰ 级推荐	Ⅱ 级推荐	Ⅲ 级推荐
治疗			多学科综合治疗模式 早期可考虑根治性手术为主 放疗 根据不同病理类型选择化疗方案 临床试验

【注释】

a 间叶源性前列腺肿瘤是一类相对罕见且具有高度侵袭性的肿瘤，在所有前列腺肿瘤中占比不到 1%，由于其恶性程度高、病情进展迅速、临床表现不典型，在诊断和治疗方面都不尽如人意。间叶源性前列腺肿瘤可发生于任何年龄，儿童期（<10 岁）约占 30%，青少年期（10~40 岁）占 40%，>40 岁者占 30%[1-2]。前列腺平滑肌肉瘤是成人中最常见的原发性前列腺肉瘤，占 38%~52%，前列腺横纹肌肉瘤多见于儿童。肉瘤具有高度侵袭性，复发比例高，MDT 讨论在改善诊断、治疗计划、生存和患者生活质量方面发挥着关键作用。病理学家和放射科医师使用病理特征评估总体预后，并在肿瘤学家的协助下应用辅助治疗以延缓复发肉瘤。本病通常采用手术、化疗、放疗等综合治疗模式，根治性切除并确保切缘阴性有助于提高前列腺肉瘤患者的生存率。常用的化疗药物包括放线菌素 D、长春新碱、环磷酰胺、柔红霉素等[3-5]。前列腺肉瘤初诊时分期及转移状态与生存预后显著相关，生存时间中位数为 18.6~67.8 个月[5-7]。相对于平滑肌肉瘤，横纹肌肉瘤患者的生存时间更长（*HR*=3.00，95% *CI* 1.13~7.92；*P*=0.027）[5-6]。

b 前列腺平滑肌肉瘤是一种罕见的间叶源性肿瘤，在所有前列腺恶性肿瘤中占比不到 0.1%，平滑肌肉瘤具有较强的侵袭性，临床进展较快，约 1/3 患者在确诊时出现远处转移。前列腺平滑肌肉瘤需经病理确诊，肿瘤组织通常表现明显的坏死和囊性病变，在镜下表现为嗜酸性梭形细胞束状结构，细胞有丝分裂增强，细胞核异型性增加。平滑肌肉瘤细胞常表达波形蛋白、平滑肌纤维蛋白以及平滑肌结蛋白，可辅助诊断[1]。前列腺平滑肌肉瘤缺乏标准的治疗方式，目前仍采用手术、放疗和化疗等多种治疗方式的综合治疗模式，但患者获益有限，50%~75% 患者的生存期在 2~5 年[3]。

c 前列腺横纹肌肉瘤主要发生在儿童，通常为胚胎亚型，腺泡状、多形性、梭形细胞 / 硬化性横纹肌肉瘤较为罕见。肿瘤细胞在镜下通常成梭形，可见发育良好的横纹肌母细胞，通常会出现骨骼肌分化特征，表达肌细胞生成素和 MyoD1，可以辅助诊断[1]。前列腺横纹肌肉瘤对化疗、放疗均敏感，推荐采用多学科综合诊疗模式，可考虑新辅助治疗后选择手术治疗。目前常见的治疗方式包括化疗、手术、放疗、近距离放疗以及质子治疗等，最常用的化疗方案为长春新碱、放线菌素 D 及环磷酰胺的化疗方案（VAC 方案）[4]。前列腺横纹肌肉瘤已知组织学亚型的分布因年龄而异，年幼儿童的临床表现似乎优于年长儿童：1~9 岁儿童的 5 年无事件生存率为 71%，但在婴儿期只有 53%，10 岁以上儿童为 51%[8]。

参考文献

[1] MCKENNEY JK. Mesenchymal tumors of the prostate. Mod Pathol, 2018, 31 (S1): S133-S142.

[2] SEXTON WJ, LANCE RE, REYES AO, et al. Adult prostate sarcoma: The M. D. Anderson Cancer Center Experience. J Urol, 2001, 166 (2): 521-525.

[3] MIEDLER JD, MACLENNAN GT. Leiomyosarcoma of the prostate. J Urol, 2007, 178 (2): 668.

[4] SALTZMAN AF, COST NG. Current treatment of pediatric bladder and prostate rhabdomyosarcoma. Curr Urol Rep, 2018, 19 (1): 11.

[5] DING B, ZHANG Y, HU W, et al. Adult primary prostate sarcoma: A multi-center cohort study and comparison between Chinese and American cases. Asian J Surg, 2021, 44 (1): 247-253.

[6] MUSSER JE, ASSEL M, MASHNI JW, et al. Adult prostate sarcoma: The Memorial Sloan Kettering experience. Urology, 2014, 84 (3): 624-628.

[7] BALL MW, SUNDI D, REESE AC, et al. Multimodal therapy in the treatment of prostate sarcoma: The Johns Hopkins Experience. Clin Genitourin Cancer, 2015, 13 (5): 435-440.

[8] JOSHI D, ANDERSON JR, PAIDAS C, et al. Age is an independent prognostic factor in rhabdomyosarcoma: A report from the Soft Tissue Sarcoma Committee of the Children's Oncology Group. Pediatr Blood Cancer, 2004, 42 (1): 64-73.

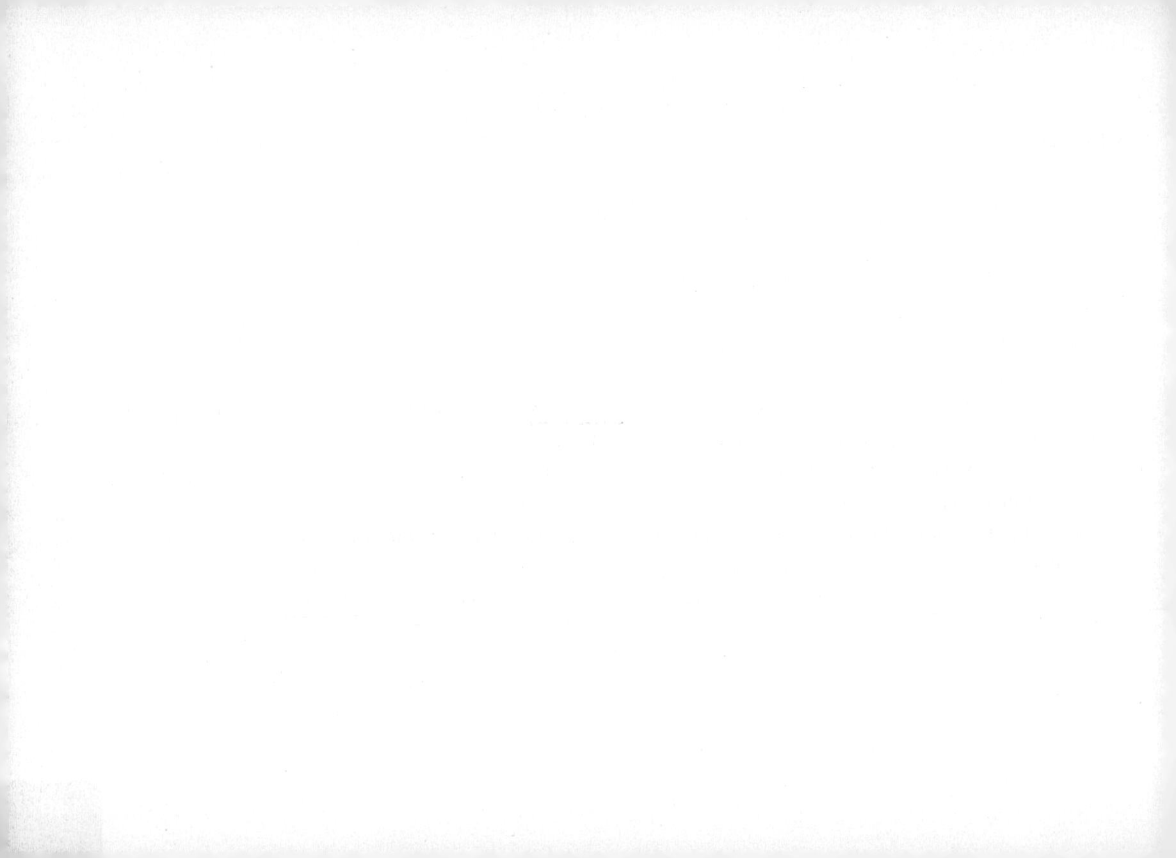

10 随访

目的[a]	Ⅰ级推荐		Ⅱ级推荐		Ⅲ级推荐	
	随访内容	频次	随访内容	频次	随访内容	频次
治愈性治疗后的随访	病史询问 + 体格检查 血清 PSA[b] DRE[c] 性功能 / 尿控功能随访[d]	在治疗后前 3 年之内每 6 个月随访一次，5 年后至少每 6~12 个月随访一次	骨扫描 腹部盆腔 CT 或 MRI PET/CT[e]	至少每年 1 次	CTC、CEA、CGA、NSE 检测[f]	定期
综合治疗后的随访	血清 PSA 肌酐、血红蛋白、肝功能[g] 血清睾酮水平[h] 骨扫描 代谢并发症监测[i] 骨密度检测[j] 心脑血管疾病监测[k]	至少 3~6 个月[l]	腹部、盆腔 CT 或 MRI PET/CT	至少每年 1 次	CTC、CEA、CGA、NSE、检测	定期

常见药物不良反应监测

		血常规	肝肾功能	神经系统	血脂	皮疹
mHSPC	ADT+ 阿比特龙 / 泼尼松	*	*	#	*	#
	ADT+ 恩扎卢胺	*	*	*	#	#
	ADT+ 阿帕他胺	*	*	#	#	#
	ADT+ 多西他赛	*	*	#	#	#
	ADT+ 达罗他胺 + 多西他赛	*	*	#	#	#
	ADT+ 阿比特龙 + 多西他赛	*	*	#	*	#
nmCRPC	ADT+ 恩扎卢胺	*	*	*	#	#
	ADT+ 阿帕他胺	*	*	#	#	#
	ADT+ 达罗他胺	*	*	#	#	#
mCRPC	ADT+ 阿比特龙 / 泼尼松	*	*	#	*	#
	ADT+ 恩扎卢胺	*	*	*	#	#
	ADT+ 多西他赛	*	*	#	#	#
	ADT+ 奥拉帕利	*	*	#	#	#
	ADT+ 奥拉帕利 + 阿比特龙	*	*	#	#	#
	ADT+ 镭 223	*	*	#	#	#

注：*：需每月随访一次，#：需每 3 个月随访一次。

【注释】

a 随访的目的在于评估患者短期和长期的肿瘤结局，提高治疗依从性以及开始进一步的治疗。除外，随访目的还在于监测治疗不良反应和并发症，关注患者功能结局及进行心理支持。

b 监测血清 PSA 水平的变化是前列腺癌随访的基本内容。PSA 复发往往早于临床复发[1]。根治性手术后，6 周内应检测不到 PSA 水平[2]。

c DRE 被用于判断是否存在前列腺癌局部复发，在治愈性治疗后如果前列腺区有新出现的结节时，应该怀疑局部复发。

d 前列腺癌术后患者可尝试早期服用 PDE5 抑制剂促进阴茎康复，效果不佳时可进行阴茎人工海绵体植入术[3]。前列腺癌术后尿失禁治疗策略包括保守策略及手术策略。保守策略包括盆底肌肉锻炼、电刺激、体外电磁波治疗、阴茎夹及生活方式调整，效果不佳可尝试人工吊带或人工括约肌治疗[4]。

e 该检查的目的是发现前列腺癌的转移灶，对于没有症状和生化复发证据的患者，不推荐作为常规的随访手段。

f CTC 作为一种快速、简便、非侵入性的检测方法，可以早于影像学发现肿瘤微转移或体内存在残留病灶，早期预测复发转移高风险的前列腺癌患者[5]。定期随访监测 CTC，可实时反映患者体内的肿瘤负荷水平，帮助医师监控病程。大样本研究证实，mCRPC 患者治疗期间，对 CTC 数目进行动态监测（治疗前、治疗 13 周后），可以实时评估治疗效果及预测预后。治疗 13 周后 CTC 降为 0 可作为疗效评价的指标，能够有效地预测患者的总生存[6]。研究表明，CEA 在前列腺癌患者中的表达显著高于良性前列腺疾病[7]，且 CEA 与 mCRPC 患者的总生存具有显著相关性[8]。嗜铬粒蛋白 A（CGA）和神经元特异性烯醇化酶（NSE）在 mCRPC 患者中的水平高于局限性前列腺癌，且与较差的总生存相关，因此 CGA 和 NSE 有助于晚期患者的随访和监测[9]。

g 在进展肿瘤中监测肌酐有助于及时发现是否出现上尿路梗阻。血红蛋白、肝功能监测也可以显示疾病进展和内分泌治疗的毒性。

h 推荐睾酮水平 20ng/dl 可以作为判断前列腺癌治疗预后及生存获益的观察点[10-11]。长效 HRH 激动剂也能维持较好的睾酮去势水平。

i 雄激素剥夺治疗可使代谢相关疾病的发生率升高，这成为前列腺癌最主要的致死原因，甚至超过了前列腺癌特异性死亡率[12]。

j 长期内分泌抗肿瘤治疗会引起骨丢失（CTIBL），甚至引起骨折。推荐使用 ADT 治疗的患者每 6 个月进行骨密度检测（DEXA），并使用 FRAX 骨折风险测评量表来预测骨折风险。对接受 ADT 治疗 6 个月以上的前列腺癌患者，若骨密度 T 值<–2，或 FRAX 量表风险高于 3%，推荐应用骨保护剂如唑来膦酸（4mg，每年一次）、地舒单抗（60mg，每 6 个月一次）或阿仑膦酸钠（70mg，每周一次）。患者应该常规补充钙和维生素 D。骨保护剂的长期使用需要注意下颌骨坏死风险[13-15]。

k 进行前列腺癌治疗时应充分考虑到患者的年龄和基线状况，在药物治疗过程中积极监测心脑血管疾病的相关指标。

l 推荐在内分泌治疗开始后每第 3 个月和第 6 个月进行初步随访评估。对于 M_0 期患者中治疗反应良好者，如症状改善，心理状况良好，治疗依从性好，PSA<4ng/ml 时，可每 6 个月随访 1 次。对于 M_1 期患者中治疗反应良好者，如症状改善，心理状况良好，治疗依从性好，PSA<4ng/ml 时，可每 3~6 个月随访 1 次。对于 M_1 期患者，即使没有 PSA 进展，也推荐进行常规影像学检查。

参考文献

[1] VAN DEN BROECK T, VAN DEN BERGH R, ARFI N, et al. Prognostic value of biochemical recurrence following treatment with curative intent for prostate cancer: A systematic review. Eur Urol, 2019, 75 (6): 967-987.

[2] STAMEY TA, KABALIN JN, MCNEAL JE, et al. Prostate specific antigen in the diagnosis and treatment of adenocarcinoma of the prostate Ⅱ. Radical prostatectomy treated patients. J Urol, 1989, 141 (5): 1076-1083.

[3] MINHAS S, BETTOCCHI C, BOERI L, et al. European Association of Urology Guidelines on male sexual and reproductive health: 2021 update on male infertility. Eur Urol, 2021, 80 (5): 603-620.

[4] ANDERSON CA, OMAR MI, CAMPBELL SE, et al. Conservative management for postprostatectomy urinary incontinence. Cochrane Database Syst Rev, 2015, 1 (1): CD001843.

[5] KUSKE A, GORGES TM, TENNSTEDT P, et al. Improved detection of circulating tumor cells in non-metastatic high-risk prostate cancer patients. Sci Rep, 2016, 6: 39736.

[6] SHAPIRO CL, VAN POZNAK C, LACCHETTI C, et al. Management of osteoporosis in survivors of adult cancers with nonmetastatic disease: ASCO Clinical Practice Guideline. J Clin Oncol, 2019, 37 (31): 2916-2946.

[7] 林哲夫, 山内昭正, 細田和成. 前立腺癌の診断における前立腺液中癌胎児性抗原測定の意義. 泌尿器科紀要, 1995, 41 (7): 525-528.

[8] APARICIO AM, HARZSTARK AL, CORN PG, et al. Platinum-based chemotherapy for variant castrate-resistant prostate cancer. Clin Cancer Res, 2013, 19 (13): 3621-3630.

[9] SZARVAS T, CSIZMARIK A, FAZEKAS T, et al. Comprehensive analysis of serum chromogranin A and neuron-specific enolase levels in localized and castration-resistant prostate cancer. BJU Int, 2021, 127 (1): 44-55.

[10] OEFELEIN MG, FENG A, SCOLIERI MJ, et al. Reassessment of the definition of castrate levels of testosterone: Implications for clinical decision making. Urology, 2000, 56 (6): 1021-1024.
[11] KLOTZ L, O'CALLAGHAN C, DING K, et al. Nadir testosterone within first year of androgen-deprivation therapy (ADT) predicts for time to castration-resistant progression: A secondary analysis of the PR-7 trial of intermittent versus continuous ADT. J Clin Oncol, 2015, 33 (10): 1151-1156.
[12] SAYLOR PJ, SMITH MR. Metabolic complications of androgen deprivation therapy for prostate cancer. J Urol, 2013, 189 (1 Suppl): S34-S44.
[13] ANTONARAKIS ES, LU C, WANG H, et al. AR-V7 and resistance to enzalutamide and abiraterone in prostate cancer. N Engl J Med, 2014, 371 (11): 1028-1038.
[14] COLEMAN R, HADJI P, BODY JJ, et al. Bone health in cancer: ESMO Clinical Practice Guidelines. Ann Oncol, 2020, 31 (12): 1650-1663.
[15] YEE CH, NG CF, WONG AY, et al. Zoledronic acid to prevent bone loss in Chinese men receiving androgen deprivation therapy for prostate cancer. Asia Pac J Clin Oncol, 2011, 7 (2): 168-173.

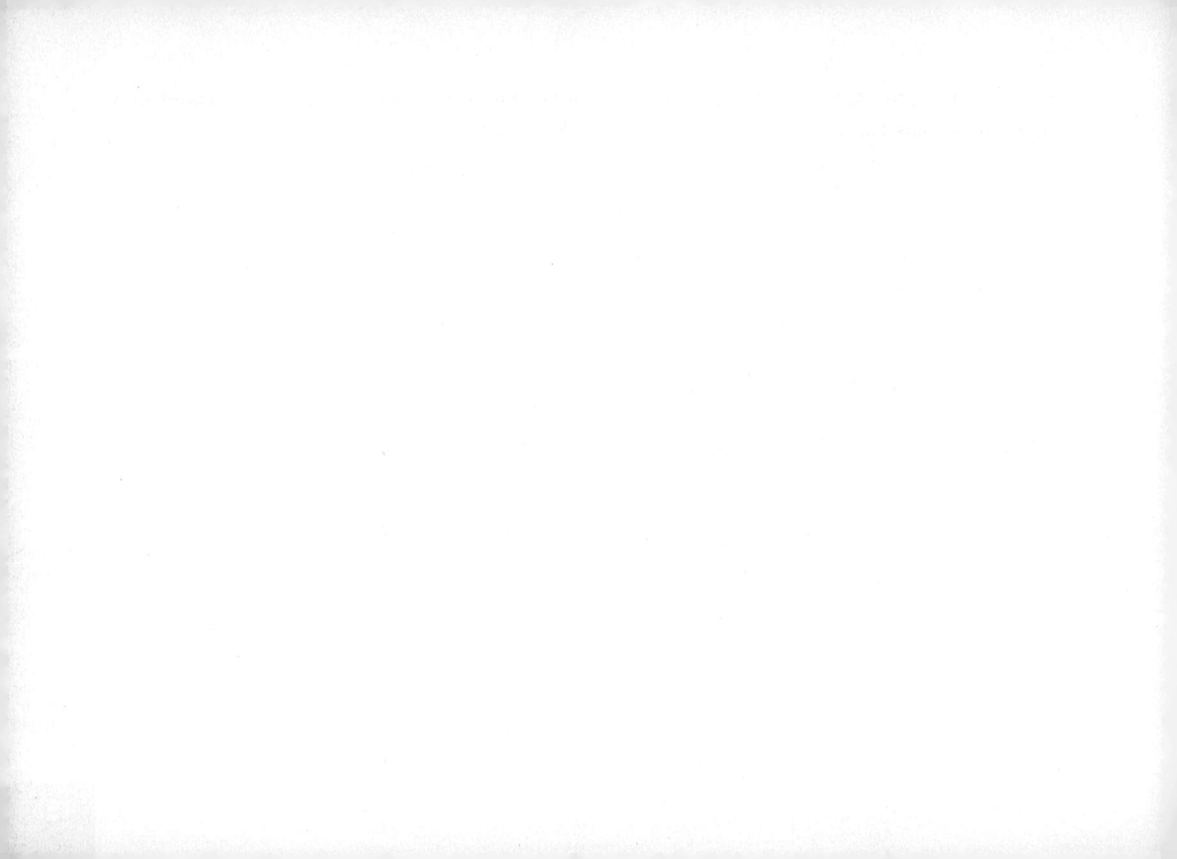

11 附录

11.1 第 8 版 AJCC 前列腺癌 TNM 分期系统

TNM 分期	临床	病理
原发肿瘤（T）		
T_x	原发肿瘤不能评估	
T_1	不能被扪及和影像发现的临床隐匿肿瘤	
T_{1a}	≤5% 的 TURP 切除组织内偶然发现肿瘤	
T_{1b}	>5% 的 TURP 切除组织内偶然发现肿瘤	
T_{1c}	因 PSA 升高而进行的针穿活检发现肿瘤	
T_2	肿瘤局限于前列腺内	pT_2，局限于前列腺
T_{2a}	肿瘤累及≤1/2 单叶	pT_{2a}，肿瘤限于单叶的 1/2
T_{2b}	肿瘤累及>1/2 单叶，但仅限于该单叶	pT_{2b}，肿瘤超过单叶的 1/2，但限于该单叶
T_{2c}	肿瘤累及双叶	pT_{2c}，肿瘤侵犯两叶
T_3	肿瘤突破前列腺	pT_3，突破前列腺
T_{3a}	肿瘤侵犯包膜外（单侧或双侧）	pT_{3a}，突破前列腺包膜
T_{3b}	肿瘤侵犯精囊	pT_{3b}，侵犯精囊

第 8 版 AJCC 前列腺癌 TNM 分期系统（续）

TNM 分期	临床	病理
T_4	肿瘤固定或侵犯精囊以外的邻近组织，如膀胱颈、尿道、外括约肌、直肠、肛提肌或盆壁	pT_4，侵犯膀胱和直肠
区域淋巴结（N）		
N_x	区域淋巴结不能评估	pN_x，区域淋巴结不能评估
N_0	无区域淋巴结转移	pN_0，无区域淋巴结转移
N_1	区域淋巴结转移	pN_1，区域淋巴结转移
远处转移（M）		
M_x	远处转移无法评估	
M_0	无远处转移	
M_1	远处转移	
M_{1a}	有区域淋巴结以外的淋巴结转移	
M_{1b}	骨转移	
M_{1c}	其他器官及组织转移	

11.2 前列腺癌病理组织学分类

Gleason 评分系统

Gleason 分级	病理形态
1	由密集排列但相互分离的腺体构成境界清楚的肿瘤结节
2	肿瘤结节有向周围正常组织的微浸润，且腺体排列疏松，异型性大于 1 级
3	肿瘤性腺体大小不等，形态不规则，明显地浸润性生长，但每个腺体均独立不融合，有清楚的管腔
4	肿瘤性腺体相互融合，形成筛孔状，或细胞环形排列中间无腺腔形成
5	呈低分化癌表现，不形成明显的腺管，排列成实性细胞巢或单排及双排的细胞条索

前列腺癌分级分组（**Grading Groups**）系统

分级分组	描述
分级分组 1	Gleason 评分 ≤ 6 分，仅由单个分离的、形态完好的腺体组成
分级分组 2	Gleason 评分 3+4=7 分，主要由形态完好的腺体组成，伴有较少的形态发育不良腺体 / 融合腺体 / 筛状腺体
分级分组 3	Gleason 评分 4+3=7 分，主要由发育不良的腺体 / 融合腺体 / 筛状腺体组成，伴少量形态完好的腺体
分级分组 4	Gleason 评分 4+4=8 分；3+5=8 分；5+3=8 分，仅由发育不良的腺体 / 融合腺体 / 筛状腺体组成；或者以形态完好的腺体为主，伴少量缺乏腺体分化的成分；或者以缺少腺体分化的成分为主，伴少量形态完好的腺体
分级分组 5	缺乏腺体形成结构（或伴坏死），伴或不伴腺体形态发育不良或融合腺体或筛状腺体 [c]

11.3 转移性去势抵抗性前列腺癌患者的疗效评估

评估内容	作为疾病疗效评估的标准	推荐评估时机
PSA	对于 PSA 较基线有下降的患者：PSA 较最低值升高 ≥25% 且绝对值 ≥2ng/ml，并且在 ≥3 周后复查确认； 对于 PSA 较基线没有下降的患者：治疗 12 周时，PSA 较基线值升高 ≥25% 且绝对值 ≥2ng/ml	每 4 周（推荐）
软组织或内脏转移灶	遵照 RECISIT 标准，目标淋巴结基线时，直径需>2cm，淋巴结与软组织病灶分开评价，判定治愈时，需各个病灶分开评价 遵照 RECISIT 标准，首次进展后，应在 ≥6 周后复查确认，某些治疗时，病灶有先增大后缩小的迹象	CT/MRI：前 24 周每 8 周 1 次，之后每 12 周 1 次

转移性去势抵抗性前列腺癌患者的疗效评估（续）

<table>
<tr><th>评估内容</th><th>作为疾病疗效评估的标准</th><th>推荐评估时机</th></tr>
<tr><td>骨转移病灶</td><td>评价有无新病灶：
≥2 个新病灶，初次随访时出现，应在≥6 周后复查骨扫描进行确认，进展日期应认定为初次随访的时间
<table>
<tr><th colspan="2">无新病灶</th><th>有新病灶</th></tr>
<tr><td>初次随访</td><td>继续治疗</td><td>≥6 周复查确认</td></tr>
<tr><td>复查</td><td>继续治疗</td><td>认定进展</td></tr>
<tr><td>后续随访</td><td>继续治疗</td><td>认定进展</td></tr>
</table></td><td>CT/MRI：前 24 周每 8 周 1 次，之后每 12 周 1 次</td></tr>
<tr><td>临床症状</td><td>疼痛，镇痛药的用量，生活质量，每 3~4 周评价 1 次。进展应在≥3 周后重复评价以确认</td><td></td></tr>
</table>

11.4 前列腺癌常用的药物治疗方案

药物名称	治疗方法
戈舍瑞林	3.6mg 规格：在腹前壁皮下注射，每 28d 给药 1 次，每次 1 支
	10.8mg 规格：在腹前壁皮下注射，每 12 周给药 1 次，每次 1 支
亮丙瑞林	3.75mg 规格：上臂、腹部、臀部多部位皮下注射，每 4 周给药 1 次，每次 1 支
	11.25mg 规格：上臂、腹部、臀部多部位皮下注射，每 12 周给药 1 次，每次 1 支
曲普瑞林	3.75mg 规格：肌内注射每 4 周 1 次，每次 1 支
	15mg 规格：肌内注射，每 12 周给药 1 次，每次 1 支
	22.5mg 规格：肌内注射，每 24 周给药 1 次，每次 1 支
地加瑞克	80mg 规格：皮下注射给药（仅腹部区域），240mg 为起始剂量（应分 2 次连续皮下注射），给药 28d 后给予每个月维持剂量 80mg
比卡鲁胺	50mg 规格：口服，一次 50mg，每日 1 次
氟他胺	250mg 规格：口服，一次 250mg，每日 3 次
阿比特龙	250mg 规格：口服，1 000mg，每日 1 次，与泼尼松 5mg 口服，每日 2 次联用；注意：须在餐前至少 1h 和餐后至少 2h 空腹服用

前列腺癌常用的药物治疗方案（续）

药物名称	治疗方法
恩扎卢胺	40mg 规格：口服，160mg，每日 1 次
阿帕他胺	60mg 规格：口服，240mg，每日 1 次
达罗他胺	300mg 规格：口服，600mg，每日 2 次
瑞维鲁胺	80mg 规格：口服，240mg，每日 1 次
奥拉帕利	150mg 规格：口服，300mg，每日 2 次
镭 223	每千克体重 55kBq（1.49μCi），每 4 周注射 1 次，全疗程共计注射 6 次
多西他赛	$75mg/m^2$，静脉注射，每 3 周 1 次； 配合地塞米松 8mg/ 次（多西他赛化疗前 12h、3h、1h 各服用 1 次）和泼尼松 5mg/ 次，每日 2 次（多西他赛注射后 1d 开始）
地舒单抗	120mg 规格：120mg/ 次，皮下注射，每 4 周 1 次
唑来膦酸	4mg 规格：4mg/ 次，静脉滴注，每 3~4 周重复一次
因卡膦酸二钠	5mg 规格：一般病人不超过 10mg，65 周岁以上推荐 5mg/ 次，静脉滴注，每 3~4 周重复 1 次

注：具体用药应根据临床情景适当调整。

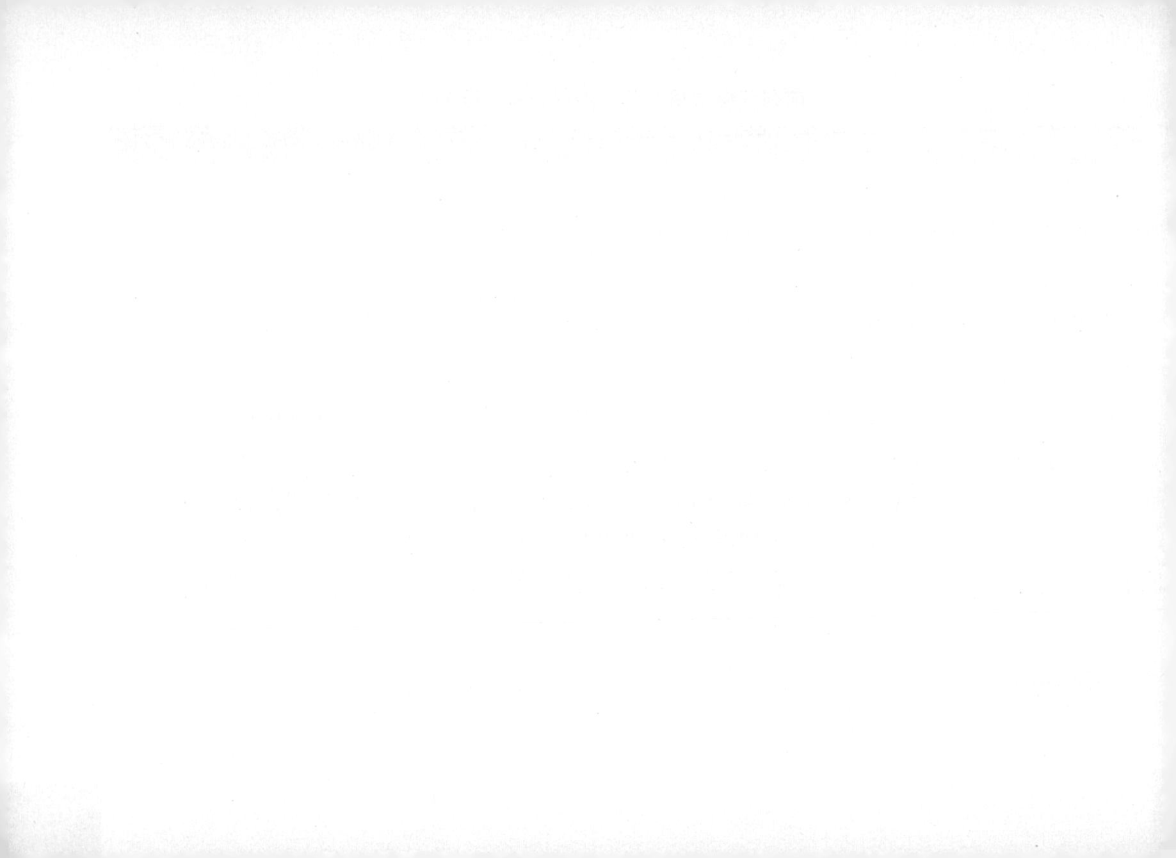

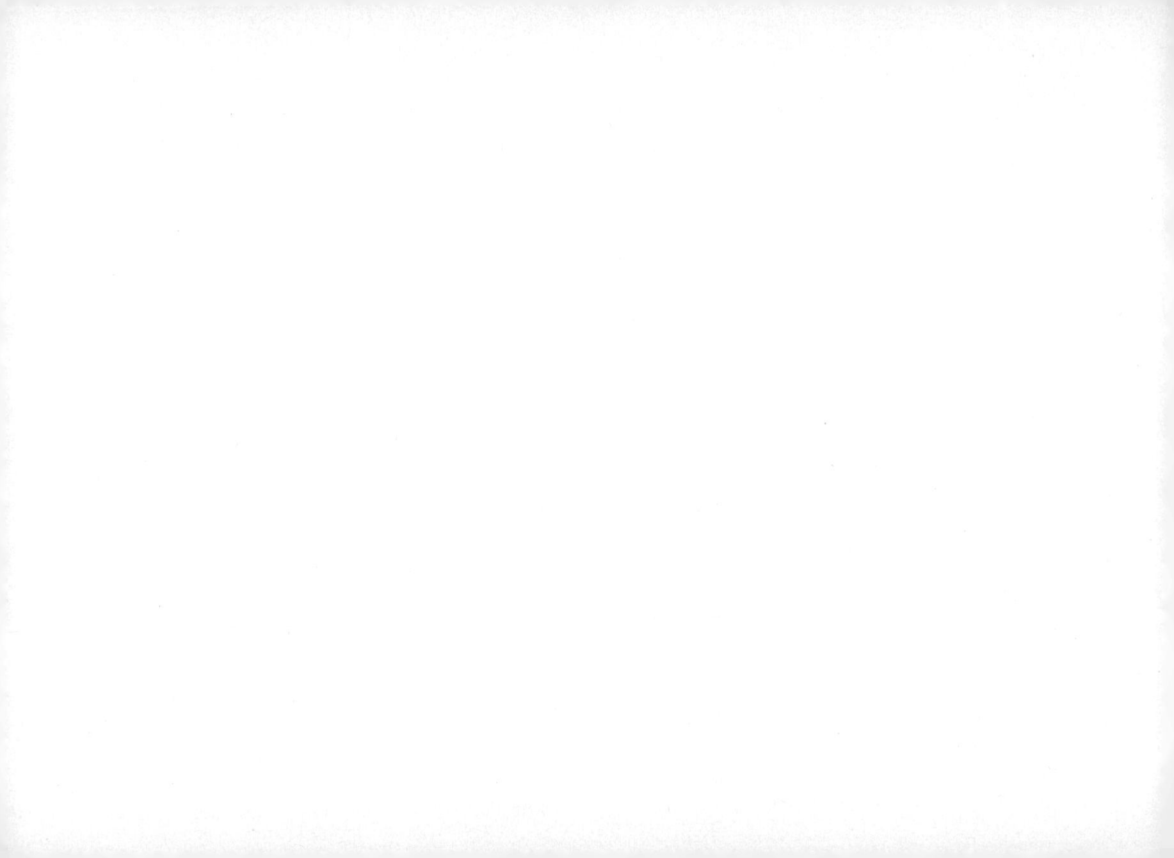

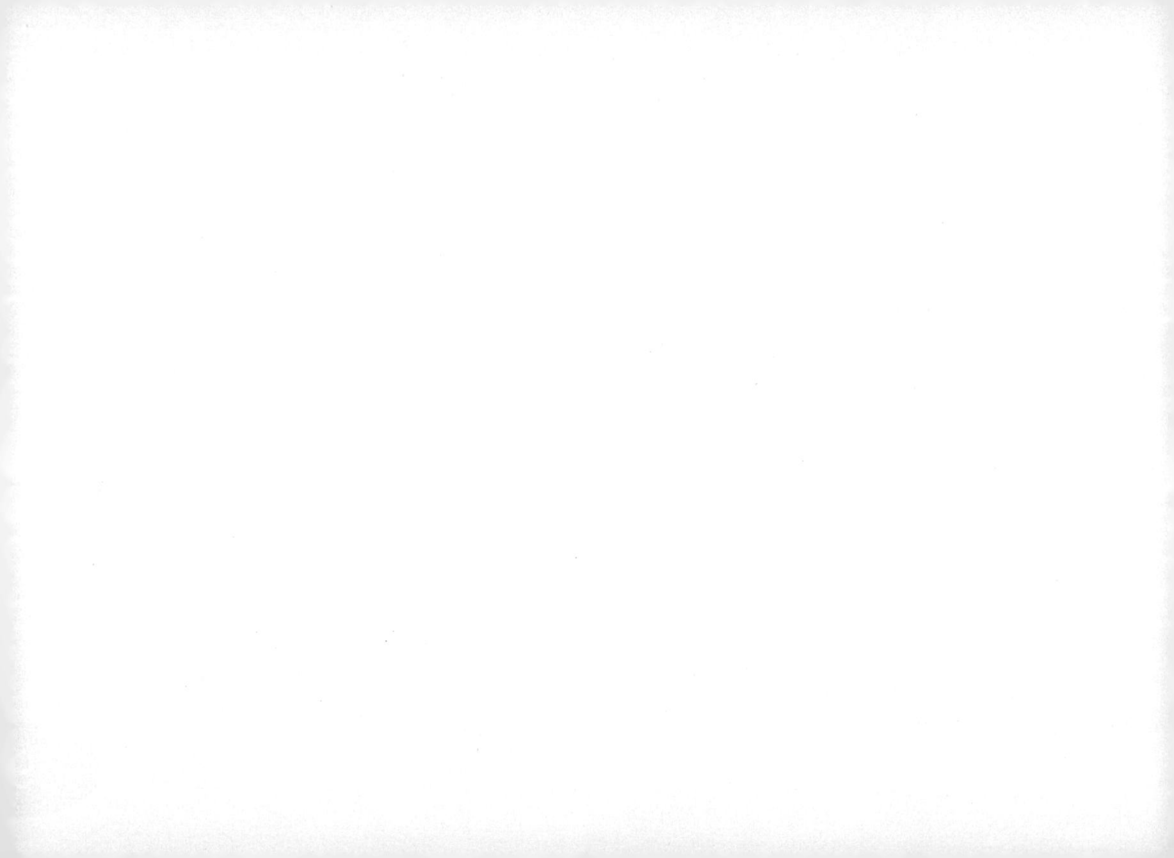